Introduction to physics for
medical students

医療系のための
物理学入門

Junji Kinoshita
木下順二

講談社

まえがき

　物理を専門としない学生向けの物理の教科書はどれも似たり寄ったりで、理学部や工学部の、つまり物理を専門とする学生向けの物理の教科書を少し易しくしただけのものが普通である。医学部の教員として振り返ってみれば、基礎・臨床医学の教員からは「もっと人体に即した物理をやってほしい」という要請があり、学生からは「難しい数式ばかり使わずに、わかりやすくて役に立つ物理をやってほしい」という希望があり、物理の教員自身は「それでも物理の体系をしっかり教えたい」と考えるという、この三者三様の食い違いが医学部の物理教育を難しいものにしてきたと言える。

　本書は、この三者の要求の全てをそれなりに満たすための新しい試みである。すなわち、人体に関する応用を中心に章立てがなされており、全体を好きな順に学んでいけば自然に物理の体系に親しむことができる。医療系の学生にとって、具体例が多く興味を持ちやすいように配慮してある。一言で言えば、「人体で物理を学ぶ」「物理の人体への応用を学ぶ」ためのテキストである。

　作成に当たっては、医学部だけでなく、歯学部、看護学部、薬学部、理学療法士、作業療法士、臨床検査技師、生命科学の研究者やロボットの開発者など、広い範囲の読者を対象として、さまざまな話題を展開するように心がけた。一方で、高校で学んだ内容（物理はもちろん、化学、生物、そして数学）とスムーズに接続するように配慮した。それらの知識を全て持っていることが望ましいが、簡単なまとめを最初に入れることで、知識がなくてもある程度理解できるようになっている。多くの学生諸君が、本書を活用して無理なく物理の素養を身につけてくれることを願うものである。

　本書の作成に当たって、とくに小林義彦氏には詳細なコメントをいただき、授業の共同実践者として協力していただいたことに感謝する。また、仙石昌也、大森理恵、清裕一郎、大崎弥枝子、雨宮敏子、唐澤久美子、寅松千枝、鈴木一史、神山暢夫、福井由理子、岡田みどり、松本みどり、山口俊夫、辻野賢治の諸氏には有益なコメントをいただいたり、画像を提供していただいたりしたことに感謝する。また、2014 年度から、東京女子医科大学と東京医科大学でこの科目を選択してくれた 100 人以上の学生諸君にも大きな啓発を受けたことを感謝したい。

2017 年 9 月

著　者

目　次

まえがき ……………………………………………………………………… iii

第1章　物理量と人体　　1

1.1　物理量と人体　1
（1）── 人体を測る　1
（2）── スケーリング　2
（3）── 時間と体内リズム　3
（4）── さまざまな物理量と単位　5
（5）── 測定と有効数字　5

1.2　物理モデルと解析　6
（1）── モデル化　6
（2）── 関係式とその性質　7

章末問題　1　10

第2章　力と身体バランス　　11

2.1　静力学の基礎　11
（1）── 力のつり合い　11
（2）── 力のモーメント　12
（3）── いろいろな力　14

2.2　力と身体バランス　15
（1）── 力と人体　15
（2）── 人体の静力学　17
（3）── 立位と身体バランス　20

2.3　骨・関節・筋肉　21
（1）── 弾性　21
（2）── 骨と骨折　22
（3）── 関節の動き　23
（4）── 筋肉の働き　24

章末問題　2　26

第3章　運動モデルとスポーツ　　27

3.1　動力学の基礎　27
（1）── 力と運動　27
（2）── いろいろな運動　28
（3）── 運動量・角運動量　31
（4）── エネルギー　33

3.2　歩行・ランニング・跳躍　35
（1）── 歩行　35
（2）── ランニング　38

	（3）—— 跳躍		39
3.3	衝突・球技		40
	（1）—— 衝突		40
	（2）—— 球技		42
3.4	水泳		43
	（1）—— 水中で働く力		43
	（2）—— 水泳		44
	章末問題　3		45

第4章　熱とエネルギー代謝　46

4.1	熱とエネルギーの基礎	46
	（1）—— 熱とは何か	46
	（2）—— 温度と比熱	48
	（3）—— 熱伝導とフーリエの法則	49
	（4）—— 熱放射とエネルギー	50
	（5）—— 自由エネルギーと変化の進む方向	50
4.2	体温	53
	（1）—— 熱エネルギーと体温	53
	（2）—— 体温計	54
	（3）—— 体温の調節	56
4.3	人体における熱産生	57
	（1）—— 栄養とエネルギーの貯蔵	57
	（2）—— エネルギー代謝	58
	（3）—— 運動とエネルギー消費	61
4.4	人体における熱放散	62
	（1）—— 皮膚からの熱放散	62
	（2）—— 衣服による調節	63
	（3）—— 蒸発と呼吸	65
	章末問題　4	66

第5章　圧力と循環・呼吸　67

5.1	圧力・流れの基礎	67
	（1）—— 圧力と流体	67
	（2）—— 圧力と人体	69
	（3）—— 圧力と流れ	70
5.2	血液循環	72
	（1）—— 心臓の構造	73
	（2）—— 血圧と血液循環	73
	（3）—— 血圧測定	74
5.3	呼吸	75
	（1）—— 肺と呼吸器系	76
	（2）—— 肺での換気	76
	（3）—— 肺とガス交換	78
	（4）—— 人工呼吸器	79

5.4　圧力差を利用した医療機器 79
　　　（1）── 点滴 79
　　　（2）── 胸腔ドレナージ 80
　章末問題　5 81

第6章　音と聴覚・発声 82

6.1　音の性質 82
　　　（1）── 音とは何か 82
　　　（2）── 音波の干渉と共鳴 83
　　　（3）── フーリエ級数とスペクトル 86
6.2　耳と聴覚 87
　　　（1）── 耳の構造と聴覚 87
　　　（2）── 音の三要素 89
　　　（3）── 聴覚の特徴 91
　　　（4）── 難聴と聴力検査 92
　　　（5）── 楽器と音律 93
6.3　発声 94
　　　（1）── 発声 94
　　　（2）── 構音 95
6.4　音を利用した機器 97
　　　（1）── 聴診器 97
　　　（2）── 補聴器 97
　　　（3）── マイクとスピーカー 97
　章末問題　6 98

第7章　光と視覚 99

7.1　光の性質 99
　　　（1）── 光とは何か 99
　　　（2）── 太陽光と熱放射 100
　　　（3）── 光のスペクトル 101
　　　（4）── 光の反射・屈折 102
　　　（5）── 結像公式（レンズの式） 103
7.2　眼と屈折 106
　　　（1）── 眼の構造 106
　　　（2）── 視力検査 107
　　　（3）── 屈折検査 108
　　　（4）── 視力の矯正 109
7.3　眼と明るさ・色 110
　　　（1）── ヒトの視細胞 110
　　　（2）── 明るさ 111
　　　（3）── 偏光 112
　　　（4）── 色 112
　　　（5）── 色覚異常 114
7.4　光を利用した機器 115

（1）—— 顕微鏡 115
（2）—— 内視鏡 116
（3）—— パルスオキシメータ 116
（4）—— レーザー 117

章末問題 7 117

第8章 電磁気と神経・興奮伝導 118

8.1 電磁気の基礎 118
（1）—— 電流とオームの法則 118
（2）—— コンデンサー 119
（3）—— 交流 120
（4）—— 電荷と電場 121
（5）—— 電流と磁場 122

8.2 神経系の電気的性質 123
（1）—— 神経系の構成 123
（2）—— 活動電位 124
（3）—— 神経の興奮伝導 126

8.3 心電図 127
（1）—— 興奮伝導と電気二重層 127
（2）—— 心電図 128
（3）—— ペースメーカーとAED 130

8.4 生体と電磁気 130
（1）—— 生体インピーダンス法と体脂肪計 130
（2）—— 脳波計 131
（3）—— 心磁計・脳磁計 132
（4）—— 電気と安全性 133
（5）—— 生物と電磁気 133

章末問題 8 134

第9章 波と画像診断 135

9.1 波と画像化の基礎 135
（1）—— 画像化の基礎 135
（2）—— 波の性質 136
（3）—— 音波の性質 137
（4）—— 電磁波の性質 137
（5）—— 粒子性と波動性 138
（6）—— ドップラー効果 139
（7）—— フーリエ変換とスペクトル 139

9.2 超音波 140
（1）—— 超音波エコーの原理 141
（2）—— 反射と音響特性インピーダンス 141
（3）—— ドップラー効果の応用 142

9.3 X線 142
（1）—— X線の発生 143

（2）―― X線の透過と吸収 143
（3）―― X線撮影 144
（4）―― X線CT 144
9.4　γ線と核医学 145
（1）―― 核医学の基礎 145
（2）―― 核医学検査 146
9.5　電波と磁気共鳴(MRI) 149
（1）―― 核スピンと磁場 149
（2）―― 磁気共鳴 150
（3）―― 緩和現象 150
（4）―― MRIと画像化の原理 151
（5）―― MRIの実際 151
9.6　赤外線 152
（1）―― 光の干渉とコヒーレンス 153
（2）―― OCT 153
（3）―― サーモグラフィー 154
9.7　電子線と電子顕微鏡 154
（1）―― 電子波の波長 155
（2）―― 電子顕微鏡の原理 155
章末問題　9 156

第10章　放射線と人体 157

10.1　放射線の基礎 157
（1）―― 放射線のエネルギー 157
（2）―― 放射線の種類と性質 159
（3）―― 放射線の減衰 160
（4）―― 放射線の単位 163
（5）―― 放射線の測定 165
10.2　人体への影響 166
（1）―― 身の回りでの被ばく 166
（2）―― 細胞レベルでの影響 168
（3）―― 組織・個体レベルでの影響 169
（4）―― 確定的影響と確率的影響 169
（5）―― 放射線防護 170
10.3　放射線治療 172
（1）―― がんと放射線治療 172
（2）―― 外部照射 172
（3）―― 小線源治療 175
章末問題　10 175

付表 176
参考文献 178
索引 180

第1章
物理量と人体

1.1　物理量と人体

解決すべき疑問　1.1

この節では、人体にまつわる物理量と単位について学ぶ。まず、身近な例として大きさと時間から考えてみよう。

（1）── 人体を測る

　健康診断や人間ドックでは、身長、体重をはじめとして、血圧、視力など、いろいろな検査の結果が数値で示される。そのような検査結果を読み取るときに、注意すべきことがある。まず、数値だけでなく単位も合わせて確認することが大切である。例えば、血圧は 120 と 80 という数字だけで表されるのではなく、単位を含めて 120 mmHg と 80 mmHg とするのが正しい。次に、検査の数値にはばらつきがあることを理解することが必要である。人体の測定では、身長や体重でさえ、朝と晩、飲食や排泄などの度に変化する。血圧などは、測定に関する不確かさも生じやすいので、1 回だけの測定値をあまり鵜呑みにしないことが重要であろう。

　人体を測った例として、日本人の体格を見てみよう（**表** 1.1）。2010 年統計による日本人の 17 歳における平均身長は男で 170.7 cm、女で 158.0 cm であり、平均体重では男が 63.1 kg、女が 52.9 kg である。これを 1950 年、1900 年の統計と比較すると、身長は男女とも 3〜8 ％の増加を示しているが、体重は男が 20〜26 ％と大幅な増加を示すのに対して、

表 1.1　日本人（17 歳）の体格の推移

性別	項目	2010 年	1950 年	1900 年
男	平均身長 [cm]	170.7	161.8	157.9
	平均体重 [kg]	63.1	52.6	50.0
女	平均身長 [cm]	158.0	152.7	147.0
	平均体重 [kg]	52.9	49.1	47.0

総務省統計局、http://www.e-stat.go.jp/SG1/estat/List.do?bid=000001014499&cycode=0 に基づく

女は 8〜13 ％の増加にとどまっていることがわかる。

単に、身長や体重を比較して増えた、減ったというのではなく、肥満の度合いを数値で示す方法もある。よく用いられるのは、BMI（Body Mass Index）という指数である。体重を W、身長を L で表したとき、BMI ＝ W/L^2 で求められ、成人では 18.5〜24.9 kg/m^2 の範囲が望ましいとされる。自分の BMI を求めてみると、肥満かどうか判断する目安となる。表の数値を BMI に換算してみると、この 100 年間でそれほど大きく変化していないが、男は増加傾向に、女は減少傾向にあることが簡単に見て取れる。このような比較のための指標も、いろいろな場面で使われている。

> **練習 1.1** ▶

表 1.1 の平均身長、平均体重のデータから BMI を求めてみよ。

（2）── スケーリング

ここで、生物の「スケーリング」、すなわち、大きさを変えたらどのような影響が起こるか、ということを考えてみよう。人の体格は人種によって違いはあるが、ほぼ 1.5 m 程度である。動物の中では比較的大きい部類である。なぜこのサイズなのだろうか。サイズが大きい方が外敵に襲われにくいとか、環境に左右されにくく恒常性を保ちやすいなどの理由で生存に有利であることが考えられる。一方で、サイズが大きくなりすぎると、多くの食物を必要とすることになり、生存に不利になると考えられる。また、地表での重力の大きさから 1 気圧の水柱の高さは 10 m であり（**5.1 節**参照）、地中の水を吸い上げる必要から植物の発達もこの程度に制限される。したがって、周りを見渡すことができたり、木に簡単に登ったりできるサイズという意味もあるかもしれない。

ヒトとゾウの身長・体重を比較してみよう。ヒト（男）の身長は 160〜180 cm、体重は 50〜80 kg である。アフリカゾウは体長 6〜7 m、体重 6〜7 t である。身長（体長）が大きい動物は体重も大きいことが予想されるが、細かく考えると不思議なことがある。密度はどちらもほぼ 1 g/cm^3 なので、体重は体積で決まると考えられる。そうだとすれば、体積は長さの 3 乗に比例するので、体重も身長（体長）の 3 乗に比例しそうにも思えるが、そうはなっていない。ゾウとヒトを比較すると、ヒトはゾウよりもはるかに細身である。その理由として、ゾウはその体重を支えるために骨の断面積が大きくなければならず、体長に比べて足が太くなっているためと考えられる。断面積が体重と比例する必要があるとすれば、骨の直径の 2 乗と体重が比例しなくてはならないことになる。すでに説明した BMI という指数では、体重と身長の 2 乗を比較していたことを思い出し

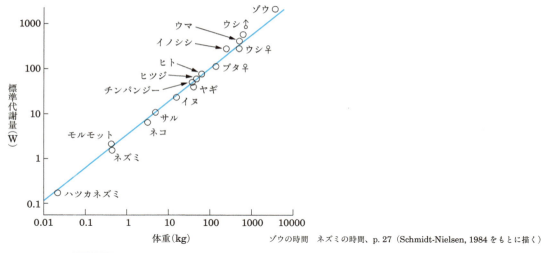

図 1.1 動物の体重と安静時代謝量

てみよう。

　ところで、安静にしている動物の体表面から単位時間当たりに放出されるエネルギーをその動物の安静時代謝量（または標準代謝量）という（詳しくは **4.3 節**参照）。体温が同程度だとすれば、動物の安静時代謝量は、その表面積に比例すると考えられる。もし、体重は長さの 3 乗に比例し、表面積は長さの 2 乗に比例するならば、安静時代謝量は体重の 2/3 乗に比例するはずである。しかし、いろいろな動物についてこの関係を調べたところ、**図 1.1** に示すように動物の安静時代謝量は体重の 3/4 乗に比例することがわかった。これも体重の大きい動物ほど、ずんぐりとした体つきになることを反映している。動物の安静時代謝量が体重の 3/4 乗に比例するならば、それを体重で割った単位重量当たりの安静時代謝量は体重の 1/4 乗に反比例することになる。体重が大きい動物ほど、各組織の単位質量当たりのエネルギー消費量が少なくなる。

練習 1.2

　体重 70 kg の人の安静時代謝量が 100 W であるとして、体重 W [kg] の動物の安静時代謝量を $cW^{0.75}$ という式で表してみよ。

（3） 時間と体内リズム

　生物にとっての時間を考えてみよう。生物のリズムとして最も重要なのは、地球の自転周期である。太陽に対する地球の自転周期 1 日はほぼ正確に 86,400 秒（＝24×60×60）であり、ずれが蓄積した場合は 1 秒単位でうるう秒が挿入される。24 時間（1 日）の周期で、昼と夜が繰り返される。太陽の光に当たることで、生物は 1 日の体内リズムを獲得する

と考えられる。ちなみに、ヒトの体内リズムは1日およそ25時間で、朝、太陽に当たることで短縮されて24時間になると言われる。ヒトの体内時計は視床下部にある親時計とほとんどの末梢組織にある子時計が連動して時を刻んでいることがわかってきた。1日の中で、身長は朝が一番高く、夜には2 cm程度低くなる。これに対して、体温や血圧は、朝低く昼間に高くなって夜また下がる。1日に7～8時間睡眠を取ることが、このような体内リズムを生み出していると考えられる。このような1日周期のリズムを概日リズム（サーカディアンリズム）という。

また、地球の公転周期は1年の長さを決める。1年は約365.24日であって、1/4日の端数から、1年は365日の年と366日のうるう年が生じる。1年の周期で春夏秋冬の季節が繰り返されるが、この年周リズム（概年リズム）も生物にとって重要な体内リズムとなる。日照時間の変化に対応していると考えられている。

この他に、地球の衛星である月の公転周期29.5日がある。潮の満ち干に影響があり、月齢によって夜の明るさには大きな違いがあって、体内リズムに影響を与えているという説がある。女性の月経周期はほぼ1ヵ月であるが、動物によって全く周期が異なることもあって、これは偶然の一致と考えられている。この月周リズム（概月リズム）は魚類の産卵などに影響を与えているが、潮の満ち干の関係からであろう。その他、ヒトの場合、1週間という周期も体内リズムに与える影響が指摘されている。また、ヒトの心臓の拍動周期はほぼ1秒であるが、これは偶然の一致と考えられている。

このような天文に関するものを除けば、時間の進み方は動物それぞれに固有のものである。ゾウのように大きい動物は動きもゆったりしていて、心臓の拍動もゆっくりである。逆にネズミのように小さい動物は動きが敏捷で、心臓の拍動も早い。体重が大きい動物では時間がゆっくり進み、小さい動物では早く進むと考えられ、一般に大きい動物の方が寿命は長い。動物にとっての固有の時間の長さは、体重の1/4乗に比例すると言われる。ここで、単位重量当たりのエネルギー消費量が体重の1/4乗に反比例していたことを思い出そう。両者の積は体重によらない。つまり、固有の時間と単位重量あたりのエネルギーをかけたものは体重によらず、全ての動物で共通である。例えば、心臓が1回打つのに必要な単位重量当たりのエネルギーは体重や寿命によらず一定で、一生に消費する単位重量当たりエネルギーも一定だという。このように考えると、一生に心臓が打つ回数は哺乳類では20億回程度と共通らしい*。

*ゾウの時間　ネズミの時間、p. 6

練習 1.3 ▶

ヒトの寿命は何年くらいと予想されるか。

1.1 物理量と人体　5

（4）── さまざまな物理量と単位

　物理量とは、長さ、質量、時間のように、科学的に定義された測定可能な量のことである。物理量は数値だけでなく、数値と単位をセットとして用いられる。単位は物理量を表す際の基準となるもので、日本では国際単位系（略称 SI）が主に使われている。長さなら m（メートル）、質量なら kg（キログラム）である。国際単位系には 7 つの基本単位があり（**表 1.2**）、他の全ての単位は基本単位を組み合わせて作ることができる。SI 基本単位を表にまとめてみた。その他の、SI 基本単位を組み合わせて導かれる単位を SI 組立単位という（**付表 A 参照**）。

　大きな量や小さな量を表すときには、接頭語を用いて、km（キロメートル）、mg（ミリグラム）のように表す。k（キロ）は 10^3、M（メガ）は 10^6 を表し、m（ミリ）は 10^{-3}、μ（マイクロ）は 10^{-6} を表す（**付表 A 参照**）。

　本書では原則として国際単位系を用いているが、必要に応じて他の単位も併用している。圧力の単位としては、atm（気圧）、mmHg、cmH_2O などを使っており、エネルギーの単位として cal（カロリー）を併用している（**付表 A 参照**）。その分野において、一般的によく使われているためである。異なる単位で表されていても、同じ意味を持つ物理量であれば、単位を換算して比較したり、足し合わせたりすることができる。

種類	物理量	単位
	長さ	m　メートル
	質量	kg　キログラム
	時間	s　秒（セカンド）
基本 単位	電流	A　アンペア
	温度	K　ケルビン
	物質量	mol　モル
	光度	cd　カンデラ

表 1.2　SI 基本単位

練習 1.4

　力、エネルギー、圧力の単位を SI 基本単位のみで表してみよ。

（5）── 測定と有効数字

　測定を物理的測定と化学的測定に分類するならば、長さや質量、時間や圧力、電流、電圧、温度、などの測定は物理的測定であり、物質の成分や反応性の分析は化学的測定である。物質の性質に関する分析は、物理的測定手法を用いていても化学的測定に分類されることがある。また、画像診断において、画像を構成する各点のデータは物理的測定による数値である。

　測定には物理量を直接測るタイプ、例えば長さを物差しで測るように基準と比較して測るものと、センサーによって測りやすい量に変換するタイプ、例えば温度センサーによって温度を電圧に変換するようなものがある。物理量と単位、主な測定法を**表 1.3** にまとめてみた。

　測定された物理量は、長さ 1.05 m のように数値と単位の組み合わせである。ここで、1.05 という数値の確からしさは有効数字 3 桁であるという。この場合、1.04 や 1.06 でなくて 1.05 が適切な表現ということであり、

表1.3 物理量と測定

物理量	単位	測定法
長さ	m	物差し、スケールと比較
質量	kg	重力から換算、天秤で基準と比較
力	N	ばねばかり、歪みセンサー
時間	s	時計、水晶発振器
圧力	Pa	水銀圧力計、圧力センサー
電流	A	電流計（磁気を利用）
電圧	V	電圧計（電流に換算）
温度	K	液体温度計、温度センサー
振動数	Hz	周波数カウンター

3桁目（小数第2位）の5に意味がある。もし、ちょうど値が1だとしても、1.00とか1.000のように、どの程度の確からしさがあるかがわかるように表す。有効数字を明確にするためには、10500のような書き方をせずに、1.050×10^4のように小数部分が1以上10未満となるように表すとよい。

1.2　物理モデルと解析

解決すべき疑問 1.2

この節では、物理でよく用いられる、モデル化と関係式の解析法について学ぶ。身近な現象をモデル化してみよう。

(1) ── モデル化

物理では現実にある複雑な現象を考えるとき、単純なモデルを当てはめ、その性質を解析することで、実際の現象を説明しようと考える。単純なモデルでは一部の性質しか説明できない場合、さらに詳しく説明するためには、より複雑なモデルを採用する必要がある。高校の物理で自由落下運動を学んだ人は多いと思う。人形を持ち上げてからそのまま手を放して落下させる運動（図1.2）を考えよう。

■ 質点モデル

最も簡単なモデルは質点モデルと呼ばれるもので、図1.2(a)のように人形を質量が集中した点として扱う。ニュートンによれば、地球上での重力は位置によらず一定で、物体には一定の重力が働く。また、重力以外の

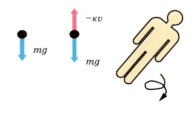

(a)質点　(b)抵抗力　(c)剛体
図1.2　運動モデル

力は働かないとすれば、運動の法則により、物体は質量によらず、重力加速度 g による等加速度運動を続ける。重力を W として、物体の質量を m とすれば、加速度は $g = W/m$ となる（**3.1 節**参照）。この場合、物体の速度は $v = gt$ で表せ、時間の経過とともに、物体はどんどん加速していく。

■ 抵抗力を考慮

しかし、現実の物体はなかなかこうならない。空気の抵抗力が働くためである。抵抗力を考慮したモデル（**図 1.2(b)**）では、物体の速度に比例した抵抗力が運動を妨げる向きに働く。物体に働く力 F は、重力を mg、速度を v、抵抗力を $-\kappa v$ とすれば、下向きに $F = mg - \kappa v$ となる。抵抗力の係数 κ は物体の大きさと形で決まるが、ここでは簡単な定数と考えておく。例えば雨滴が落下する場合でも、初めは速度がどんどん大きくなるが、速度が増大すると抵抗力も増大するので、ある速度で重力と抵抗力がつり合ってしまい（$F = 0$）、それ以上速度が変化しなくなる。このときの速度を終端速度という。

■ 剛体モデルなど

次に、物体を剛体として扱うモデル（**図 1.2(c)**）を考えてみよう。剛体とは、大きさを持ち変形しない物体のことである。この場合、物体の運動を重心の運動と、重心の周りの相対運動に分けて考える。回転しながら落ちていく場合などはこのモデルが必要になる。さらに、物体が強い力を受けて変形することを考慮するモデルもあり得る。

モデルを単純なものから複雑なものへ表に並べてみた（**表 1.4**）。この例に見られるように、現象を説明するために適切なモデルを選択することが大切である。

表 1.4 運動モデルの比較

モデル	物体の形状	物体に働く力	性質
質点	点	重力	等加速度運動
抵抗力を考慮	点	重力、抵抗力	終端速度に達する
剛体	剛体	重力、抵抗力	回転運動が加わる
変形を考慮	変形する固体	重力、抵抗力、応力	変形が加わる

練習 1.5

身長 170 cm、体重 70 kg の人間を、高さが身長と等しく密度が 1.0 g/cm^3 の円柱と考えて断面積、表面積を求めよ。

（2）── 関係式とその性質

モデルを定めれば、そこから関係式が導かれる。関係式にはいくつかの

典型的な型があり、他のいろいろな場面で応用可能なものが多いので、主なものを列挙してみよう。どれも、数学的には高校程度までの知識があれば十分理解できるものばかりである。

■ つり合い

$A=B$ のように、左辺と右辺が等しくつり合っていることを表す。または正負の符号を考えて、$A+B=0$ のように、合計すると 0 になるという表現もできる。例として、力学的エネルギーの保存則（3.1 節参照）、電荷の保存則などが挙げられる。変化が起きる前後で、一定で変化しない量があるとき、その物理量は保存するという。また、異なる物理量が等式で結ばれている関係として、運動量と力積の関係（3.1 節参照）が挙げられる。

比較する物理量がベクトルの場合には、$\boldsymbol{A}=\boldsymbol{B}$、$\boldsymbol{A}+\boldsymbol{B}=0$ のように表す。例として、力のつり合い（2.1 節参照）、力のモーメントのつり合い（2.1 節参照）などが挙げられる。つり合いが保たれていると、変化は起こらないという性質がある。

力のつり合いの例では、物体に働く力 $\boldsymbol{F}_1$、$\boldsymbol{F}_2$、$\cdots$ が $\sum_i \boldsymbol{F}_i = 0$ を満たすとき、合力は 0 であって、静止している物体は静止し続ける（2.1 節参照）。

■ 比例・反比例

最もありふれた関係式である。2 つの物理量 x、y と 1 つの定数 a の間の関係として、$y=ax$ のように表せれば比例関係であり、$y=a/x$ または $xy=a$ と表せれば反比例である。前者の例として、ニュートンの運動方程式（3.1 節参照）、光子のエネルギー（7.1 節参照）など、後者の例として、波の関係式（9.1 節参照）などが挙げられる。変数が $\boldsymbol{A}=c\boldsymbol{B}$ のようなベクトルの場合もある。

この他、$y=ax^n$ のように、2 乗、3 乗などのべき乗に比例する場合もある。2 つの量を両対数グラフ（図 1.3）にプロットすると直線になって、傾きからべき数 n が求められるという性質がある。

ニュートンの運動方程式の例では、物体の加速度 a と物体に加わる力 F は比例関係にあり、質量を m として、$F=ma$ と表される（3.1 節参照）。一方、波の関係式の例では、波長 λ と波の振動数 f は反比例の関係にあり、波の速度を V として、$\lambda f = V$ と表される（6.1 節参照）。

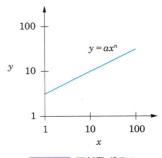

図 1.3 両対数グラフ

■ 逆 2 乗則

反比例の中で、特に距離の 2 乗に反比例するという性質を持つものが多い。ある地点から何らかの量が四方八方に拡がっている場合、その拡がりは球面状となって、その拡がった境界面の表面積 S は半径 r の 2 乗に比例する（$S=4\pi r^2$）。電荷からは電気力線が、質量からは重力線が出ていて、それぞれ、静電気力 $F = k_e \dfrac{q_1 q_2}{r^2}$（8.1 節参照）、万有引力 $F=$

$G\dfrac{m_1 m_2}{r^2}$ のように、力の大きさは物体間の距離 r の 2 乗に反比例して減衰することになる。同様の例として、音波の拡がりや、放射線の拡がりなどが挙げられる。

■ 流れ

流れは、比例のうちの特別な場合である。図 1.4 のように断面積 S、長さ l の円筒状の通路を均一な物質が流れる場合、流れを表す量 J は $J = \alpha\dfrac{S}{l}(A_1 - A_2)$ のように、流れの原因となる両側の物理量の差 $(A_1 - A_2)$ と断面積に比例して、長さに反比例する。例として、電流と電位差（オームの法則、8.1 節参照）、熱量と温度差（フーリエの法則、4.1 節参照）、流量と圧力差（ポアズイユの法則、5.1 節参照）などが挙げられる。オームの法則は普通、電圧 V が電流 I に比例するという $V = RI$ の形で表現されることが多いが、電位差 $V_1 - V_2$ を用いて、$I = \dfrac{1}{\rho}\dfrac{S}{l}(V_1 - V_2)$ と表すと、流れの原因が明確に示される（8.1 節参照）。

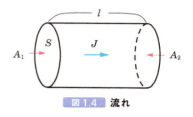

図 1.4　流れ

この中で、ポアズイユの法則だけは少し複雑である。他の流れは断面積 S のどこでも同じ速さで流れるため、管の半径 r に対して流量が r^2 に比例するのに対して、ポアズイユの法則の場合は、中央で速く周辺で遅い流れとなるため、流量は r^4 に比例することになる（5.1 節参照）。

流れによって流れの原因となる物理量の差が解消されていく場合は、流れがだんだん小さくなって最後には 0 になるという性質がある。

■ グラフの傾きと面積

縦軸の量が横軸の量の関数になっているような場合にグラフを描くと、グラフの傾きや面積に特別な意味が生じる。例えば、運動している物体の速度 v（縦軸）と時間 t（横軸）の関係をグラフに描く（図 1.5）。この場合、グラフの接線の傾きは加速度 $\left(a = \dfrac{dv}{dt}\,\text{微分}\right)$ であり、グラフと x 軸で囲まれた面積は物体が進んだ距離 $\left(s = \int v\,dt\,\text{積分}\right)$ を表す（3.1 節参照）。物体に一定の力を加えて加速度 a の等加速度運動をさせる例では、速度 v は時間 t に比例して $v = at$ と表され、時間 t までに進んだ距離は図の斜線部分で表される面積 $S = \dfrac{1}{2}at^2$ で与えられる（3.1 節参照）。

また、ばねに加えた力 F（縦軸）とばねの伸び x（横軸）のグラフを描くと、グラフと x 軸で囲まれた面積はばねにたくわえられたエネルギーを表す。

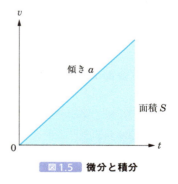

図 1.5　微分と積分

■ 単位長さあたり、単位面積あたり、単位体積あたりの量

「単位〇〇あたりの量」という表現は物理でよく使われる。単位長さあたりの量は線上に 1 次元的に均一な分布をしている対象について使う。例として、単位長さあたり質量（線密度という）などがある。

単位面積あたりの量は平面的に均一に分布している場合に使う。この場

合2つの使われ方がある。1つは対象の平面上の面積や立体の表面積を表す場合であり、例として体表面積などが挙げられる。もう1つはある方向に進んでいる対象の進行方向と直角な断面積を表す場合である。例として、流量（5.1節参照）、磁束密度（8.1節参照）などが挙げられる。

単位体積あたりの量は考えている立体的な領域に均一に分布している場合である。例として、密度（単位体積あたり質量）などが挙げられる。

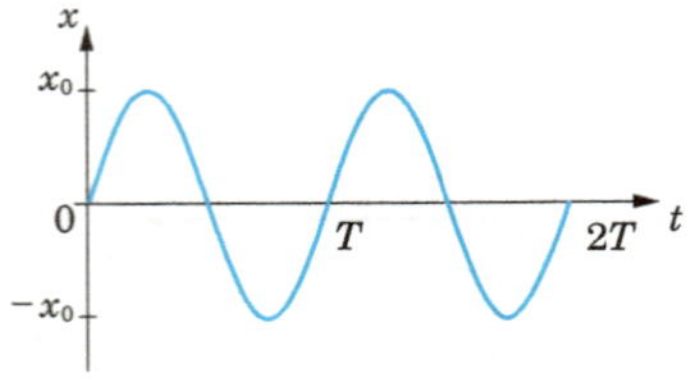

■ 振動

物体の加速度 a が変位の大きさ x に比例し、向きは変位と逆方向である場合、すなわち $a = -\omega^2 x$ のように表せるとき、物体は x 軸上で往復運動し、変位は $x = x_0 \sin \omega t$ のように角速度 ω を用いた三角関数で表すことができる（3.1節参照）。これを単振動という（図1.6）。

波動のように、変位 y が位置 x と時間 t の関数で表されるときには、$y = y_0 \sin(\omega t - kx)$ のように表すことができる（6.1節参照）。

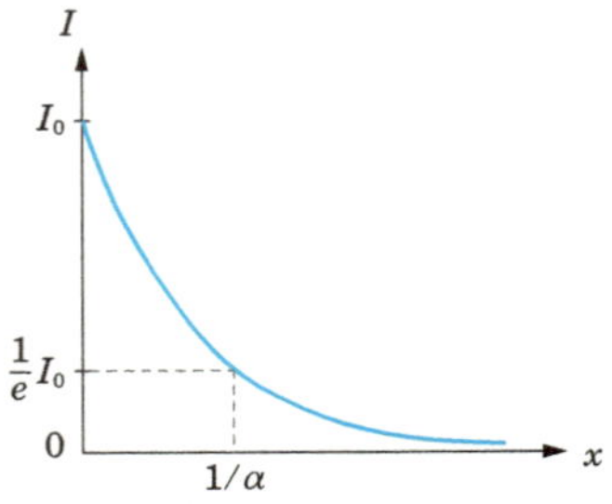

■ 減衰

ある量が物質中を通過している間に減衰していくような場合、減衰量がその場所での量に比例しているならば、物質中の通過長さに対して指数関数的に減少する関係となる。$I = I_0 e^{-\alpha x}$ のような式で表せ、グラフに描くと図1.7のようになる。時間的な減衰についても同様に、減衰量がその時刻における量に比例しているならば、時間に対する指数関数で表現される。例として、電磁波の減衰（ランベルトの法則、9.3節参照）、放射線の時間的な減衰（半減期、10.1節参照）、コンデンサーの充放電（8.1節参照）、磁気共鳴の緩和現象（9.5節参照）などが挙げられる。

このような関係があるとき、片対数グラフに $\log I$ と x を描くと直線になるという性質がある（図1.8）。縦軸に I を対数目盛で取り、横軸に x を普通の目盛りで取ったとき、グラフが直線になれば、指数関数に従って減衰していることが確かめられ、傾きから α が求まる。

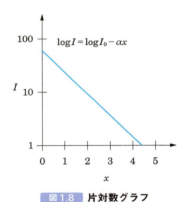

図1.6　単振動

図1.7　減衰曲線

図1.8　片対数グラフ

章末問題　1

1.1 陸上動物のサイズに限界がある理由を説明してみよ。
1.2 日常生活で使っている単位の中で、SI単位系に属さないものを挙げよ。
1.3 走り幅跳びをどのようにモデル化したらよいか。
1.4 三角関数、指数関数で表すのが適切な運動をそれぞれ挙げてみよ。

第2章
力と身体バランス

2.1 静力学の基礎

> **解決すべき疑問 2.1**
>
> この章では、静止している人体に働く力と身体バランスについて学ぶ。日常生活の中で体内にどんな力が働いているか、考えてみよう。

ヒトは二足歩行することもあって、体内では骨や筋肉に大きな力が働いている。静止しているときの身体バランス、力を加えるときに小さな力ですむ無理のない動作など、ボディメカニクスの基本を学ぶことにしよう。

（1）── 力のつり合い

1 kgの物体に働く重力の大きさ（重さ）は、1 kgwと表す。kgwはキログラム重と読み、質量の単位kgとは別の単位である。重さ1 kgwとは、質量1 kgの物体に地球が及ぼす重力の大きさのことである。

力の単位としてはN（ニュートン）もよく用いられるが、1 kgw＝9.8 Nという関係がある。

■ 力の作用

物体に力を加えると、その物体の運動を変化させることができる。力は大きさと向きを持つベクトルであり、作用点に働く。物体を質点モデルで表している場合はもちろん、物体の大きさを考える場合でも、力は作用点に集中して働くと考えると簡単である。

■ 力の合成と分解

力はベクトルであるから、2つの力を1つの力（合力）に合成したり、1つの力を2つの力（分力）に分解したりすることが可能である。図2.1のように、平行四辺形を作るようにして、合成、分解すればよい。

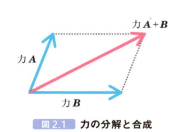

図2.1 　力の分解と合成

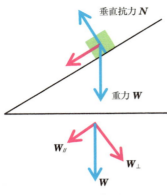

図2.2 斜面上の物体に働く力

例として、斜面の上に置かれた物体に働く力を考えよう（**図2.2**）。摩擦力を無視できるとすれば、物体に働くのは重力と斜面からの垂直抗力である。重力 W を斜面に垂直な成分 $W_⊥$ と斜面に平行な成分 $W_∥$ に分解すれば、$W_⊥$ は斜面からの垂直抗力 N と大きさが等しくつり合っているので、結局物体に働く合力は $W_∥$ のみとなる。

■ 力のつり合いと慣性

物体に働く合力の大きさが 0 であれば、力はつり合っていて、物体の運動は変化しない。すなわち、静止している物体は静止し続け、運動している物体は同じ速度で運動し続ける。これを慣性の法則（ニュートンの運動の第 1 法則）という。質量が大きいほど、慣性が大きい。ちなみに、物体に働く合力が 0 でない大きさを持つときは、物体に加速度が生じる。これがニュートンの運動の第 2 法則である（**3.1 節**参照）。

物体に 2 つ以上の力が働いているとき、物体が静止し続けるための条件は、物体に働く力がつり合っていること、すなわち、物体に働く力を F_1、F_2、… として、次の式で表せる。

$$\sum_i F_i = 0$$

■ 作用・反作用

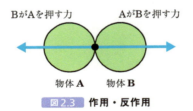

図2.3 作用・反作用

物体 A が物体 B に力を及ぼすとき、物体 B も物体 A に大きさが等しく反対向きの力を及ぼす（**図2.3**）。これがニュートンの作用・反作用の法則（運動の第 3 法則）である。他に力を加えようとして、かえって身体のバランスを崩してしまうことがあるのはこのためである。作用・反作用の力は別々の物体に働く力であるから、1 つの物体に働く力が打ち消し合う力のつり合いとは異なる。

> **練習 2.1**
>
> 傾斜が水平から 30° の斜面上に質量 10 kg のボールがある。ボールに働く力の合力の向きと大きさを求めよ。

> **練習 2.2**
>
> 水平な床の上に静止している物体に働く力を全て挙げ、それぞれの力の反作用としての力を挙げよ。

（2） 力のモーメント

■ 重心

大きさがあるが形は変わらない物体のことを剛体という。重力は剛体の

各部分に働いているが、剛体内のある1点に質量が集中していると考え、重力の合力がその点に作用していると考えることができる。この作用点を重心という（**図2.4**）。重心は、剛体を糸で吊るしてみたとき、必ずその糸の延長線上にある。

質量 m_1、m_2 の2つの質点がそれぞれ $\boldsymbol{r}_1$、$\boldsymbol{r}_2$ の座標にあって連結されているとき、重心の座標 $\boldsymbol{r}_G$ は次のように表せる。

$$\boldsymbol{r}_G = \frac{m_1 \boldsymbol{r}_1 + m_2 \boldsymbol{r}_2}{m_1 + m_2}$$

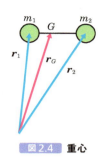

図2.4　重心

■ **力のモーメント**

ある支点（回転軸）の周りで、左回りの回転を起こす作用と右回りの回転を起こす作用が等しければ、回転運動は起きない。回転を起こす作用として、力のモーメント（トルク）を考えればよい。力のモーメントは、次の式で表される。

（力のモーメント N）＝（支点から力の作用点までの距離 r）×（力 F）

左回り（反時計回り）の回転を正として、右回り（時計回り）を負として表すことにする。力のモーメントをベクトルで表すときは、支点から作用点までの位置ベクトルと力のベクトルがなす平面に垂直で、位置ベクトルを力ベクトルに重なるように回したときにねじの進む方向をベクトルの向きにとる。

回転運動が起きないためには、力のモーメントのつり合いが成り立っていること、つまり、力のモーメントを N_1、N_2、…としたとき、

$$\sum_i N_i = 0$$

であることが必要である。**図2.5(a)** の例では、

$N = 0 \text{ m} \times 1 \text{ kgw} + 2 \text{ m} \times 1 \text{ kgw} - 1 \text{ m} \times 2 \text{ kgw} = 0$

である。

■ **力のモーメントの計算法**

上記の例において、別の回転中心を取ったらどうなるか、考えてみよう。**図2.5(b)** のように回転中心を取ると、ここには力が働いていない。

$N = (2-x) \times 1 - x \times 1 - (1-x) \times 2 = 0$

力のつり合いが成り立っていれば、力のモーメントを計算するときには回転中心としてどこを取って計算してもよい。

位置ベクトルに平行な力を加えても、回転には寄与しないため、斜めに力を加えた場合は、支点から作用点までの位置ベクトルと垂直な力の成分のみを考えればよい。すなわち、**図2.6** の例では、

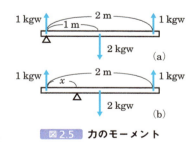

図2.5　力のモーメント

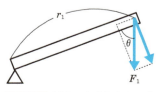

図2.6　斜めに力を加えた場合

$$N = -r_1 F_1 \sin\theta$$

と表せる。

> **練習 2.3**
>
> 支点から左右に 2 m ずつ座ることができるシーソーがある。100 kg の人と 50 kg の人をつり合わせるにはどうしたらよいか。

（3）── いろいろな力

■ 偶力

大きさが等しく逆向きの力がペアで作用していて、その作用線が一直線上にない場合（**図 2.7**）、偶力という。物体に偶力を加えると、2 つの力のベクトル和は 0 であるから平行移動は起こらず、力のモーメントが物体に加えられることで回転運動のみを効率的に起こすことができる。

■ 摩擦力

床に静止した物体を水平に力 F で引いても、物体は床から摩擦力を受けるため、両者はつり合って物体は動かない（**図 2.8**）。物体が動き出す寸前の摩擦力を最大静止摩擦力といい、f で表すと、床から受ける垂直抗力の大きさ N に比例して、$f = \mu N$ と書ける。μ は静止摩擦係数である。

物体が動いているとき、摩擦力はほぼ一定でそれを動摩擦力といい、f' で表すと、やはり垂直抗力に比例するので、$f' = \mu' N$ と書け、そのときの μ' を動摩擦係数という。

例えば、コンクリート上のゴムは $\mu = 1.0$, $\mu' = 0.8$, 氷上の氷は $\mu = 1.0$, $\mu' = 0.03$ 程度である。

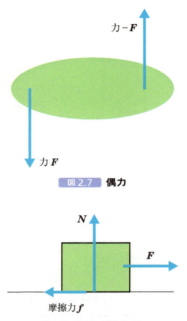

図 2.7　偶力

図 2.8　摩擦力

■ 慣性力

電車の吊り革は、発車直後に後方に傾き、停車直前に前方に傾く。あたかも力が作用しているように見える。まず、地上で静止している人の視点で考えてみよう。吊り革は電車とつながっているため、電車の運動に合わ

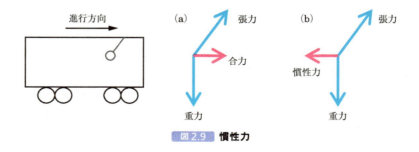

図 2.9　慣性力

せて加速度を持つ。それは**図 2.9(a)**のように吊り革に右向きの合力が加わっているためと見ることができる。吊り革の質量を m、電車の加速度を a とすれば、合力の大きさは ma となる（力と加速度の関係は **3.1 節**参照）。

一方、電車に乗っている人の視点で考えると、**図 2.9(b)**のように吊り革は傾いて静止していると考えられる。あたかも左向きの力が働き、重力、張力との合力が 0 になっていると見ることができる。この左向きの力を慣性力という。慣性力の大きさは $-ma$ である。慣性力は実際に働いている力ではなく、電車に乗っている人が電車と一緒に加速度運動していることによって生じる見かけの力である。一般に、加速度 a で移動している乗り物に乗っている物体は加速度と反対方向に慣性力を受けているように感じる。

乗り物が回転運動をしている場合には、乗り物に乗っている人は回転中心から外向きの慣性力を受けているように感じる。これは乗り物から向心力（**図 2.10**）を受けて加速度運動するとその反対向きに慣性力を感じるためで、この慣性力を遠心力という。

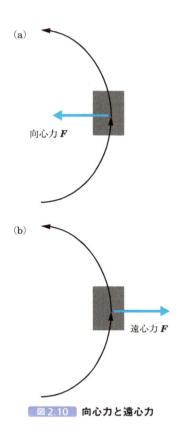

図 2.10 向心力と遠心力

練習 2.4

動摩擦係数 μ' で斜面上を転がって上昇しているボールに働く力を図示せよ。

練習 2.5

電車の中で糸で床に結びつけられて浮いている風船は、加速、減速に伴って、どのように動くか。

2.2　力と身体バランス

解決すべき疑問　2.2

骨や関節、筋肉において働く力とそのバランスを考えてみよう。

（1）── 力と人体

人体にかかる力としては、接触して働く力と重力を考えればよい。平らな床の上に静止している場合、人体には、重力とそれに等しい大きさの垂直抗力が床から加わっている。人の体重は単位 kg なので質量を表しているが、実際にはその質量に対する重力（単位 kgw）が人体に加わってい

る。立位時と仰臥時では、重力の加わる向きや、垂直抗力の加わる位置が異なる。立位では、上体にかかる重力を脚部で支える必要がある。姿勢によって重力や抗力の加わり方は異なり、人体の各部分のサイズと質量を考慮する必要がある。

表2.1 と図2.11 は標準的な人体の立位における各部分のサイズや質量を、身長 H、体重 M を1とした割合で示したものである。身体全体の重心はちょうど臍のあたり（足から $0.55H$ 程度）にある。

表2.1 人体各部の長さ・質量

部位	長さ（H）	質量（M）
全身	1.000	1.000
手	0.108	0.006
前腕	0.146	0.016
上腕	0.186	0.028
足	0.039	0.0145
下腿	0.246	0.0465
大腿	0.245	0.100
頭と首	0.182	0.081
体幹	0.288	0.497

人体物理学、pp. 17-18 に基づく

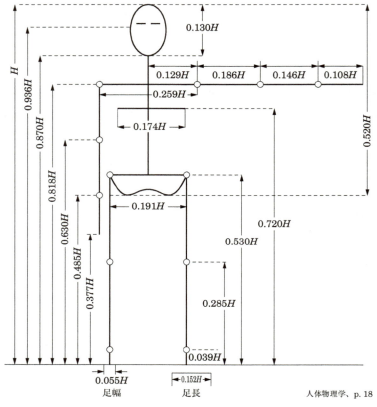

人体物理学、p. 18

図2.11 人体各部の長さ

■ 加速度と人体

車や電車などに乗っている人は、その加速度に応じて重力よりも大きい力を感じたり、力が加わっていないと感じたりすることがある。これは、前に述べた慣性力によるもので、高速で回転している場合や急加速する場合には重力以上の力を感じる。重力加速度の大きさを1G（= 9.8 m/s²）と表したとき、その2倍の加速度を感じれば2Gと表す。

心臓と脳の距離が 30 cm として、通常の重力下では 22 mmHg の圧力差があれば脳に血液が到達するが、3G 以上の加速度が前方に加わると眼球内の血圧が低下して視野が暗くなるブラックアウトを生じ、5G 以上では意識を失う危険があるとされる。また、後方向きの大きな加速度が加わ

ると、眼球内に血液が集中するレッドアウトが生じる。もちろん、そのような環境では自分で身体を動かすことも困難である。最大 7〜9 G もの加速度が加わる戦闘機のパイロットには、ブラックアウトで失神することを防ぐため、下肢に血流が集中しないような耐 G スーツが必須と言われる。

一方で、加速度 0 の状態を作り出すと、無重量状態を味わうことができる。人が重力を実感するのは床からの垂直抗力が働いているためで、下降するエレベータの中やジェットコースターなど、加速度が 1 G より小さい状態ではふわっと浮き上がる感覚を味わうことがある。

（2）── 人体の静力学

■ てこの原理

剛体を用いて小さな力で重いものを動かすのが、てこの原理である。固定された支点と外部からの力 F を加える力点、物体からの力 W が加わる作用点を考え、力のモーメントを比較すればよい。支点からも力 R を受ける。支点から力点までの距離が支点から作用点までの距離よりも長いと、小さな力で物体を動かすことができる。支点に対する力点と作用点の位置の違いにより、第 1 種のてこ、第 2 種のてこ、第 3 種のてこと分類できる（図 2.12）。

■ 人体中のてこ

人体には関節、骨、筋肉があり、互いに力を及ぼし合っている。骨を剛体と考え、関節はスムーズに動くとすれば、関節の周りの運動が起こらないためには、力のつり合いと、力のモーメントのつり合いが必要である。筋肉は収縮しかできないため、関節を曲げるときはもちろん筋肉が収縮するが、伸ばすときも別の筋肉が収縮することによって関節が伸びる。支点である関節から筋肉、骨の力点までの距離が短いため、骨や筋肉には驚くほど大きな力が加わっている。

■ 僧帽筋の張力

僧帽筋は頭を首の後ろで支える筋肉であり、第 1 種のてこを構成している（図 2.13）。僧帽筋の張力を M、頸骨の支える力を R とし、頭の重心にかかる重力を 3 kgw として、作用点までの距離がそれぞれ 6 cm であるとすれば、M と R は、以下のように、力のつり合いと力のモーメントのつり合いから求められる。

$$M + 3 - R = 0$$
$$6 \times 3 - 6 \times M = 0$$

これを解いて、$M = 3$ kgw、$R = 6$ kgw と求められる。

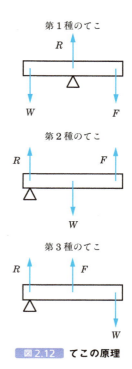

図 2.12　てこの原理

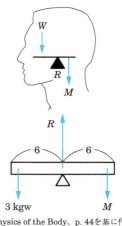

Physics of the Body、p. 44 を基に作図

図 2.13　僧帽筋の張力

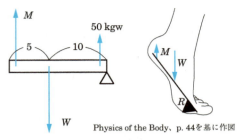

図 2.14 腓腹筋の張力

■ 腓腹筋の張力

腓腹筋はアキレス腱につながる筋肉でかかとを持ち上げる作用がある。地面につま先を付いているとすれば、そこを支点と考えて、支点から骨の作用点までの距離を 10 cm、骨の作用点から筋肉の力点までの距離を 5 cm とする。これは第 2 種のてこである（**図 2.14**）。体重 50 kg の人がつま先立ちをしているときにそれぞれにかかる力は、同様に求められる。

$$50 + M - W = 0$$
$$10 \times W - 15 \times M = 0$$

これを解いて、$M = 100$ kgw、$W = 150$ kgw と求められる。かなり大きな力が加わっていることがわかる。

■ 上腕二頭筋の張力

上腕にあって前腕を引き上げる作用があるのが上腕二頭筋である。肘関節を直角に曲げた状態で、手の先にぶら下げた 10 kgw の物体を持ち上げてみよう。これは第 3 種のてこである（**図 2.15**）。肘関節を支点として、橈骨の作用点までは 4 cm、前腕と手の長さは 28 cm、前腕・手の重心までの距離を 13 cm とする。上腕二頭筋の引き上げる力を M、上腕骨の押す力を R、前腕・手にかかる重力を 1.1 kgw とすれば、以下のようになる。

$$M - R - 1.1 - 10 = 0$$
$$4 \times M - 13 \times 1.1 - 28 \times 10 = 0$$

これを解いて、$M = 73.6$ kgw、$R = 62.5$ kgw と求められる。実際には上腕二頭筋だけでなく、上腕筋など他の筋肉も働いているが、大きな力を必要とするという結論には変わりない。

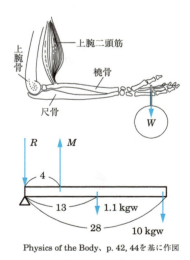

図 2.15 上腕二頭筋の張力

■ 脊柱起立筋に働く力

少し複雑な例として、脊柱起立筋と第 5 腰椎に働く力を考えてみよう（**図 2.16**）。腰痛は年配者によくある悩みである。腰を曲げて前屈みになると、腰椎の最も下にある第 5 腰椎に大きな力が加わる。脊柱はまっすぐな棒でモデル化し、脊柱（長さ L）の上から 1/3 の点で脊柱起立筋が脊柱と 12° の角度で引っ張っているものとする。

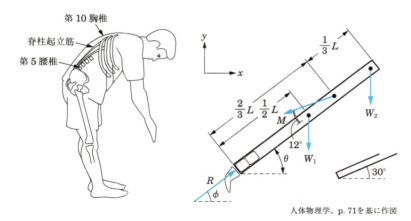

図2.16 脊柱起立筋に働く力

　この場合に、腰を曲げたとして、第5腰椎に働く力（R）や脊柱起立筋に働く力（M）を求めてみよう。脊柱が水平となす角 θ は30°であるとし、R が水平に対してなす角を ϕ とする。全身にかかる重力を W として、体幹部分にかかる重力 $W_1 = 0.50W$ は脊柱の中央に加えられ、両腕と頭にかかる重力 $W_2 = 0.18W$ は脊柱の上端に加えられるものとする。
　力のつり合いの式は、

$$R \cos \phi - M \cos 18° = 0$$
$$R \sin \phi - M \sin 18° - 0.50W - 0.18W = 0$$

となる。脊柱の下端における力のモーメントの式は、

$$\frac{2L}{3} M \sin 12° - \frac{L}{2} 0.50W \cos 30° - L \cdot 0.18W \cos 30° = 0$$

となる。これを解くと、$M = 2.68W$、$R = 2.96W$、$\phi = 30.7°$ となる。これだけでもかなり大きな力であるが、もし、手の先に重いものをぶら下げていれば、もっと大きな力が加わることになる。

■ ボディメカニクスの応用

　ボディメカニクスを応用して、人間の骨格や関節、筋肉に働く力を考慮し、効率よく力を加えることができる。看護や介護において、人を持ち上げたり、支えたりするにはどうしたらよいか。これまでの考察で、骨格や関節、筋肉に大きな負担が加わっていることがわかった。
　上腕二頭筋の例では、前腕を水平に伸ばした先に物体をぶら下げたために、大きな力のモーメントを生じた。これを防ぐためには、まっすぐ下に伸ばした手で物体を引き上げることである。こうすれば、力のモーメントは0となり、$M = 11.1$ kgw、$R = 0$ である。なるべく作用点を身体に近づけてまっすぐ持ち上げるとよい。
　脊柱起立筋の例では、荷物を持たずに前屈みになっただけで、大きな力のモーメントが生じた。荷物を手の先にぶら下げれば、実にその重量の

6.2倍の力が加わる。物を持ち上げるとき、態勢を低くして、身体に沿ってまっすぐ持ち上げれば、このように余計な力が加わることはない。また、手で人を抱き起こすような場合は、床やベッドに肘を突いて、そこを支点として両手で持ち上げるようにすると、上腕二頭筋には大きな力が加わるものの、腰にはほとんど負担がかからないことになる。

> **練習 2.6**
>
> 脊柱起立筋の例で、体重を 50 kg として脊柱起立筋と第 5 腰椎に働く力を求めてみよ。また、手の先に 20 kg の荷物をぶら下げていたらどうなるか。

（3）── 立位と身体バランス

人は 2 本足で直立（立位）することができる。安定して立ち続けるためには支持基底面を広く取る必要がある。支持基底面とは、床と接している部分を結んだ領域をいい（図 2.17）、重心が支持基底面の上方にあるとき安定である。人や荷物を持ち上げるときのように、重心が前方にある場合に安定度を増すには、足を前後左右に大きく開き、身体は少し後傾して重心を後方にずらすと、重心が支持基底面の上に来る。また、重心を低くすることで、加速度が加えられたときの力のモーメントを小さくすることができる。靴の形も、足の小指をしっかり支えられるものが支持基底面を広くし、左右のバランスを取りやすいことがわかる。

重心を含む平面上で、力のモーメントのつり合いを考えよう。重力を W、両足に床からかかる力をそれぞれ N_R、N_L とすれば、直立して静止し続けるためには、力のつり合い、力のモーメントのつり合いの 2 つの関係式が常に満たされていなければならない（図 2.18）。

しかし、歩く場合（歩行）には一旦このバランスを崩さなければ歩き出すことができない。重心を片方の脚のすぐ近くに置き、反対側の脚を持ち上げて、重心をわずかに前方に移動し、持ち上げた脚をその先に着くことで進む。常にどちらかの脚が接地していて、重心はその近くにあるため、力のモーメントが発生してもその値は小さい。

また、椅子に座った姿勢から立ち上がるとき、足の位置を動かさずにそのまままっすぐ立ち上がるのは不可能である。重心が足の位置よりも後ろにあるからである。片足を後ろに引き、上半身を前方に傾けて、重心を支持基底面の上方に置くことで初めて立ち上がることができる。

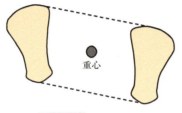

図 2.17 支持基底面

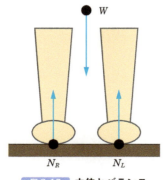

図 2.18 立位とバランス

■ 杖を使った歩行

歩行用の杖としては、ステッキ型とクラッチ型がある。ステッキ型は棒状のもので、体重の 20〜50 ％ までを支えることができる。クラッチ型は

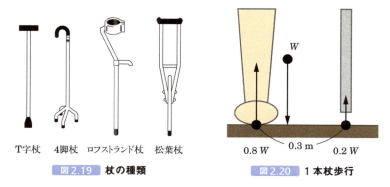

図2.19 杖の種類　　図2.20 1本杖歩行

からだと2点以上で接触する安定性が高いもので、体重の50〜80％までを支えることができる。図2.19の中では右2つがクラッチ型である。

1本杖歩行は悪い脚にかかる力を小さくして、歩行時の安定度を増すためのものである。悪い脚と反対側に杖を持ち、悪い脚と同時につく。悪い方の足から0.3 mのところについた杖に体重の20％の力を負担させるとしたら、重心の位置を足から0.06 mのところに持ってくる必要がある（図2.20）。

2本杖歩行をする場合、3点歩行型と2点交互歩行型がある。3点歩行型では、悪い脚を踏み出すときに2本の杖を前方の両側に同時について体重を支え、悪い脚を送るときに同時に2本の杖も後方へ送る。この場合、悪い脚にはほとんど力がかからない。2点交互歩行型では、脚を動かすときに脚と反対側の杖を1本ずつ交互につく。この場合、それぞれの脚にかかる力が1本杖のときと同程度に小さくなる。

> **練習 2.7**
>
> 1本杖で歩行する場合、悪い脚の側に杖をついたらどうなるか。

2.3 骨・関節・筋肉

> **解決すべき疑問 2.3**
>
> どのようなときに骨折するのか、関節の可動域とは何か、などの疑問に答えてみよう。

（1） 弾性

ばねに力を加えると自然長から伸びたり縮んだりする。そして、その変位の大きさは加えた力の大きさに比例する。加えた力とばねの復元力がつり合っているので、変位の大きさと復元力の大きさは比例関係にあり、向

きは逆である。復元力 F、変位を x とすれば、$F = -kx$ と表せる（フックの法則）。ここで、k はばね定数である。一方、外部から加えた力を F' とすれば、$F' = -F$ であるから、フックの法則は $F' = kx$ と書ける。

変形する固体に力を加えた場合を考えてみよう。変形する固体とは、原子・分子がたくさんのばねでつながったようなものである。図 2.21 のように円筒状の固体材料を両側から均一な力 F で引っ張ったところ、材料が伸びたとする。円筒の断面積を S とすれば、単位断面積あたりの力 f は $f = F/S$ となるが、これを応力という。円筒の長さが l から Δl だけ増加したとすると、単位長さあたりの l の変化は $\Delta l/l$ となり、ひずみと呼ばれる。フックの法則により $F = k\Delta l$ となるので、応力とひずみは比例関係にあって、

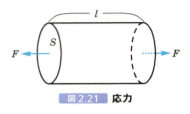

図 2.21　応力

$$f = \frac{F}{S} = E\frac{\Delta l}{l}$$

と書ける。E をその材料のヤング率という。すなわち、ヤング率は材料の硬さを表し、単位長さ当たり、単位断面積当たりに規格化されたばね定数に相当する量である。

外部からの力を取り除いたとき、変形が元に戻る場合を弾性という。力がある程度以上大きくなると、元に戻らなくなるが、これを塑性という。応力 f とひずみのグラフ（図 2.22）を書いたとき、直線部分は弾性領域であり、直線の傾きはヤング率に相当する。応力を大きくしていくとグラフは直線から外れ、塑性領域となる。この境界に当たる応力 f_{max} を弾性限界応力という。塑性領域に入ってさらにひずみが増加すると破断が起きる（グラフ上×印）。

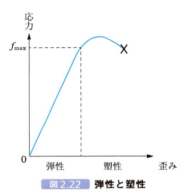

図 2.22　弾性と塑性

（2）── 骨と骨折

骨はリン酸カルシウムを主成分とし、破骨細胞と骨芽細胞のはたらきにより、常に吸収と生成が行われている。身体全体および各器官は骨によって支持され保護されている。骨の外側は緻密骨で硬いが内部に海綿骨と呼ばれる多孔性の柔軟な組織を持つものが多い。これに対して軟骨はコラーゲンを主成分とし、全体が多孔性で柔軟な組織である。骨は関節で接続され、全身の骨格を形成している。

材料として骨を見ると、表 2.2 に示すように、骨のヤング率は $1.7 \sim 1.9 \times 10^{10}\,\mathrm{N/m^2}$ 程度であり、アルミニウムの $7.0 \times 10^{10}\,\mathrm{N/m^2}$ よりもだいぶ小さく、木材（チーク）の $1.3 \times 10^{10}\,\mathrm{N/m^2}$ に近い。長骨は中空構造をしており、軽くて硬い特長がある。軟骨や椎間円板のヤング率はずっと小さく、ゴムのヤング率に近い。

長骨の骨折について考えてみよう。骨折は、その部位に対する打撃などで直接骨折する場合と、骨全体に働く曲げ、ねじれの力によって間接骨折

表 2.2　ヤング率

物質	ヤング率 [N/m²]
アルミニウム	7.0×10^{10}
木材（チーク）	1.3×10^{10}
ゴム	$1.5 \sim 5 \times 10^6$
大腿骨	1.7×10^{10}
硝子軟骨	2.4×10^7
椎間円板	2.0×10^6

Kaye & Laby Online, http://www.kayelaby.npl.co.uk/general_physics/2_2/2_2_2.html、Strength of Biological Materials, p. 21、人体物理学、p. 215 に基づく

する場合に分けられる。脚の長骨と椎骨の引っ張り応力、圧縮応力に対する限界強度を**表 2.3** に示した。骨は圧縮には比較的強いが、引っ張りには弱い。骨にかかる引っ張り応力が限界引っ張り応力を超えたり、圧縮応力が限界圧縮応力を超えたりしたときに骨折が起きる。一方、椎間円板はヤング率の小さい柔らかい材質でありながら、圧縮には腰椎よりも強いという特徴があることがわかる。

女性の高齢者に、骨が折れやすくなる骨粗しょう症がよく見られる。腰椎の単位体積（2次元画像による測定の場合は単位面積）あたりに含まれるミネラル成分の量を骨密度といい、20〜44 歳の平均値（2次元測定で約 $1.0\,\mathrm{g/cm^2}$）の 70 % 以下になると骨粗しょう症と診断される[*]。全身の骨の内部の密度が低くなって強度が低下することで、骨折しやすくなったり、腰が曲がったりする。

表 2.3 骨と限界応力

部位	限界引っ張り応力 [N/m²]	限界圧縮応力 [N/m²]
大腿骨	1.21×10^8	1.67×10^8
脛骨	1.40×10^8	1.59×10^8
腓骨	1.46×10^8	1.23×10^8
胸椎上部	3.6×10^6	8.6×10^6
胸椎下部	3.7×10^6	7.2×10^6
腰椎	3.9×10^6	6.3×10^6
椎間円板	2.7×10^6	10.6×10^6

Strength of Biological Materials, pp. 21, 27, 75, 77, 89, 90 に基づく

[*] 原発性骨粗鬆症の診断基準（2012 年度改訂版）、p. 11

練習 2.8

大腿骨の限界圧縮応力が $1.7 \times 10^8\,\mathrm{N/m^2}$ で、断面積 330 mm² とする。片足で立ったとき、大腿骨が圧縮応力に耐えられなくなるのは何 kg の荷物を抱えているときか。

（3）関節の動き

■ 関節の自由度

関節ではその種類により回転の自由度が異なる。腕を例にとってみよう。肘の関節はちょうつがいのように屈曲-伸展の 1 つの自由度しか持っていないが、肩の関節は屈曲-伸展と外転-内転の 2 方向の回転、および外旋-内旋のひねりの 3 つの自由度を持っている（**図 2.23**）。手首は屈曲-

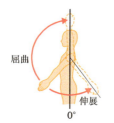
(a) 屈曲-伸展（運動面：矢状面）

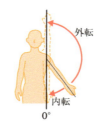
(b) 外転-内転（運動面：前額面）

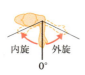
(c) 外旋-内旋（運動面：水平面）

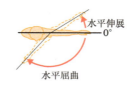
(d) 水平屈曲-水平伸展（運動面：水平面）

日本整形外科学会、日本リハビリテーション医学会「関節可動域表示ならびに測定法」を基に作図

図 2.23 肩関節の自由度

伸展と外旋-内旋の2つの自由度があり、この他に前腕のひねりの自由度を加えて、腕全体（指は除く）では7つの自由度を持っている。脚は腕に比べると最後のひねりの自由度がないので、自由度は6となっている。

正常な関節であっても可動域は制限されている。例えば肩を回して上腕の屈曲-伸展を行うとき、上腕を下方に下ろした状態を基準として、前からの屈曲は180°（真上）まで回転可能だが、後ろへの伸展は50°までである。横からの外転は180°まで可能だが、内転は身体とぶつかってしまう。肘を直角に曲げておいて、肩のところでひねるのが外旋-内旋である。水平屈曲-水平伸展は手の平を垂直にして手を真横に伸ばし、水平のまま屈曲-伸展するものである。自由度としては、他の3つの組み合わせで表せるが、可動域としては別個に扱う方が適切である。関節に異常があると、可動域はさらに制限される。肩の可動域の角度を表2.4に示す。

表2.4 肩関節の可動域

部位	運動方向／角度	角度[°]
肩	屈曲（前方挙上）	180
	伸展（後方挙上）	50
	外転（側方挙上）	180
	内転	0
	外旋	60
	内旋	80
	水平屈曲*	135
	水平伸展*	30

日本整形外科学会、日本リハビリテーション医学会「関節可動域表示ならびに測定法」に基づく

■ 関節の構造

図2.24は膝関節の例である。関節全体は関節包で覆われていて、内側に滑膜がある。骨が接する部分は厚さ1〜5mm程度の軟骨で、関節軟骨という。関節軟骨は水分を多く含み、ふだんは柔らかいが、急に力が加わると硬くなるという性質を持っている。関節軟骨の間は滑膜で作られた粘度の高い滑液で満たされていて、その摩擦係数は静止摩擦係数で0.01、動摩擦係数で0.003程度*と非常に小さい。表面を完全に滑らかにするよりも、ごくわずかに凹凸がある方が摩擦係数は小さくなると言われる。

靭帯と腱はコラーゲンを主成分とする緊密な線維でできている。靭帯は骨と骨をつないで関節包を補強し、骨を正しい位置に保つ働きがある。また、腱は筋肉を骨と結合して力を伝える。

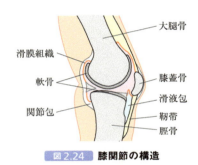

図2.24 膝関節の構造

*生物学と医学のための物理学、p. 24

（4）── 筋肉の働き

■ 筋肉量と筋力

筋肉には横紋筋と平滑筋があり、横紋筋には骨格筋と心筋がある。ヒトが自分の意思で動かせる随意筋は骨格筋のみである。体重70kgの成人男性では30kg程度が筋肉ということになる**。

骨格筋の単位断面積あたりの最大筋力は20〜100 N/cm²程度であり、これに生理学的断面積をかけたものが最大筋力となる。筋肉の形状は平行線維や羽状線維、板状線維などいろいろであり、これらを平行線維に換算したものが生理学的断面積である。太さ一定の平行線維では、筋肉の質量を密度と長さで割ったものが生理学的断面積になる。単位断面積あたりの最大筋力を30 N/cm²とすれば、生理学的断面積が180 cm²である大腿四頭筋の最大筋力は30×180＝5400 Nと概算できる。

**人体物理学、p. 21

■ 筋肉の収縮

　筋肉はその線維の方向に沿って収縮する力のみを発揮する。関節を伸展させる動きをする場合は屈曲する場合と別の筋肉が働く。例えば、肘を曲げるのは肘の内側の上腕二頭筋、上腕筋、腕橈骨筋であるが、肘を伸ばすのは外側の上腕三頭筋と肘筋であり、これらの筋肉が協調して働く。

　骨格筋を形成している筋繊維は太いミオシンフィラメントと細いアクチンフィラメントが重なり合った構造をしており、その最小単位をサルコメアという（**図 2.25**）。ミオシンフィラメントの頭部は周囲のアクチンフィラメントに向かって屈曲している。筋肉が電気的に刺激される（**8.2 節**参照）と、Ca イオンが放出され、ミオシンフィラメントの頭部は ATP のエネルギーを使ってさらに屈曲し、アクチンフィラメントを引き寄せる。1 回の屈曲ではフィラメントを 10 nm 程度しか動かせないが、多くの分子が次々と屈曲することにより、筋肉に大きな収縮力が働く。

　刺激があってから収縮するまでの時間は筋肉線維によって異なり、収縮時間の短いもの（50 ms 程度）を速筋線維、長いもの（110 ms 程度）を遅筋線維という。遅筋線維は酸素を消費しながら ATP を生成するため、持続力が大きい。遅筋は血液の供給が豊富でミオグロビンが多いので赤く見える。速筋繊維の白いタイプは無酸素的に ATP を供給するため収縮が速く疲労がおきやすいが、赤いタイプは酸素を消費するので持続力がある。筋肉によってどの線維タイプが多いかは異なり、ヒラメ筋は遅筋線維が多く、前脛骨筋は速筋線維が多い。また、腓腹筋は遅筋線維の割合が多いのが普通だが、瞬発力を必要とする短距離走者は速筋線維の割合が多い方が有利と言われる。

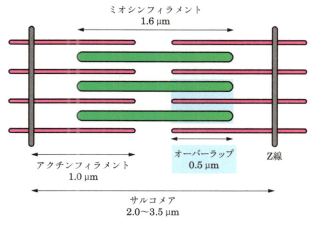

図 2.25　筋肉の収縮

章末問題　2

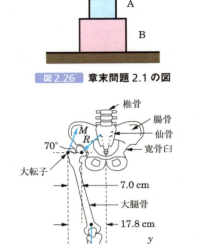

図 2.26　章末問題 2.1 の図

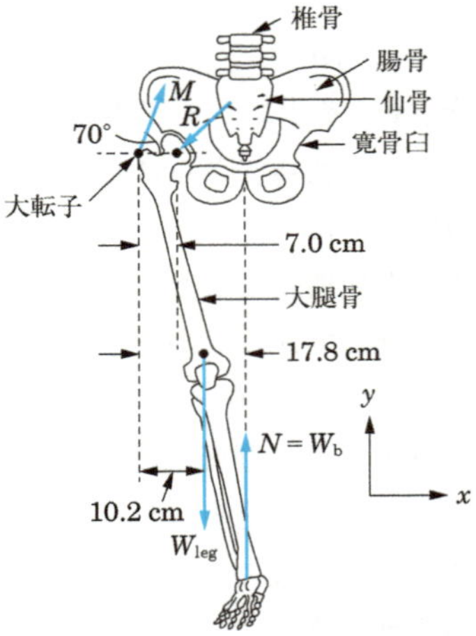

図 2.27　章末問題 2.7 の図

2.1 図 2.26 のように水平な床の上に静止している物体 A、B に働く力を全て挙げ、つり合いの関係にある力、およびそれぞれの力の反作用としての力を挙げよ。

2.2 静止摩擦係数 $\mu = 0.5$ の床に直立している人がだんだん身体を傾けていったとき、足元が滑ることなく斜めに立っていられるのは傾きが何度までか。

2.3 加速度 a で上昇しているエレベータに乗っている質量 m の人が床から受ける抗力を求めよ。

2.4 担架で人を運ぶとき、頭側を持つのと足側を持つのではどちらが重いか。

2.5 上腕二頭筋の張力の例で、上腕と前腕の角度が 90° でなく、θ ($90° > \theta > 0°$) であるとして、前腕は水平のままのときと、上腕が垂直のままのときで、F、R はどうなるか。

2.6 脊柱起立筋に働く力の例で、腰椎の限界圧縮応力が $6.3 \times 10^6 \, \text{N/m}^2$、断面積が $10 \, \text{cm}^2$ であるとして、水平から 30° の角度で前屈した人の腰椎が圧縮応力に耐えられなくなるのは、手の先に何 kg の荷物をぶら下げたときか。

2.7 片足で立っている人の股関節を図 2.27 に示す。全身にかかる重力を W として、片脚にかかる重力は $W_\text{leg} = 0.161W$ である。大腿骨にかかる力 (R) および股関節の外転筋（大腿筋膜腸筋、中殿筋など）の張力 (M) を求めよ。

2.8 20 kg の荷物を持つときに、片手に 20 kg ぶら下げるのと、両手に 10 kg ずつぶら下げるのとではどちらが楽か。

第3章

運動モデルとスポーツ

3.1　動力学の基礎

解決すべき疑問　3.1

この章では、スポーツをどのようにモデル化して分析するかを学ぶ。運動する人体にどのようなモデルが適切か、具体的に考えてみよう。

スポーツをしているときの人体の動きは、規則的な運動の繰り返しであったり、瞬発的な力の集中であったり、状況に応じて異なる。それぞれの場面でもっとも適切なモデルを作って運動を分析してみよう。

*一応微積分を学んでいなくても理解できるように書いてあるが、微積分を用いた説明を小さな字で併記しておいた。

（1）── 力と運動

■ 位置・速度・加速度

物体が運動しているということは、その物体の位置が移動していることに他ならない。質点モデルを考えるか、物体の重心を考えれば、物体の位置は点で表すことができる。物体が一直線上を運動しているとして、その直線を x 座標軸で表そう。物体が x 座標軸上を動くとすれば、運動している物体の速度 v は、ある時間 Δt の間に進んだを距離を Δx として、$v = \dfrac{\Delta x}{\Delta t}$ と表される。さらに、この間の速度の変化を Δv とすれば、加速度 a を定義することができて、$a = \dfrac{\Delta v}{\Delta t}$ と表される。速度や加速度の向きは、座標軸の方向を正に取る。

*Δt を短くしていった極限では、v や a の瞬間的な値が微分で表され、$v = \dfrac{dx}{dt}$、$a = \dfrac{dv}{dt} = \dfrac{d^2x}{dt^2}$ と書ける。

■ 等速度運動

力が加わっていないとき、静止している物体は静止したままで、運動している場合は一定の速度で運動し続ける（運動の第1法則）。この性質を慣性という。慣性の大きさを表すのが質量である。

■ 等加速度運動

静止している質量 m の物体に力 F を加えて動かすとき、物体には $a = \dfrac{F}{m}$ の加速度が生じる（運動の第2法則）。$F = ma$ を運動方程式という。一定の力を加えた場合は加速度も一定となり（等加速度運動）、速度 v は時間 t に比例して $v = at$ で表される。図3.1に示す v–t グラフ上で、直線（曲線の場合は接線）の傾きが加速度を表す。

また、速度 v で Δt の間に物体が進んだ距離 Δx は $v\Delta t$ で与えられる。このことから、時刻 t までに進んだ距離 x はグラフ v–t において v と t で決まる三角形の面積で与えられる。$x = \dfrac{1}{2}vt = \dfrac{1}{2}at^2$ と表せる。

重力による運動は等加速度運動である。重力加速度は鉛直下向きなので $-g$（大きさは $9.8 \,\mathrm{m/s^2}$）、初期位置が x_0、初期速度が上向きに v_0 であるとき、t 秒後の速度は $-gt + v_0$、位置は $x = -\dfrac{1}{2}gt^2 + v_0 t + x_0$ で表される。

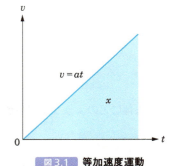

図3.1 等加速度運動

> *微積分を用いれば、運動方程式は $m\dfrac{dv}{dt} = -mg$ と表せる。これを整理して、$\dfrac{dv}{dt} = -g$ が解くべき微分方程式となる。両辺を t で積分して $v = -gt + v_0$（$t = 0$ のとき、$v = v_0$ とする）と求められる。
> $v = \dfrac{dx}{dt}$ より、$\dfrac{dx}{dt} = -gt + v_0$ であるから、両辺を t で積分して $x = -\dfrac{1}{2}gt^2 + v_0 t + x_0$（$t = 0$ のとき、$x = x_0$ とする）と求められる。

（2）── いろいろな運動

> *運動方程式
> 物体に加わる力が時間や位置によって変化する場合でも、運動方程式を立て、その微分方程式を解くことで、v、x を求めることができる。力 F が加えられている場合の運動方程式は、$F = m\dfrac{d^2x}{dt^2}$ または $F = m\dfrac{dv}{dt}$ である。

■ 抵抗力のある場合の運動

空気や水などの流体の中で運動する物体は流体から抵抗力を受ける。滑らかな流れを層流といい、不規則に乱れた流れを乱流という。層流の場合には流体の粘性によって速度に比例する粘性抵抗力が働くのに対して、乱流の場合には物体が渦を引きずって動くため速度の2乗に比例する慣性抵抗力が働く。層流になるか、乱流になるかを見分けるのにはレイノルズ数を用いる（5.1節参照）。この値が2000くらいを境にしてそれより小さければ層流、大きければ乱流となる*。この章で扱うような人体の運動、

*人体物理学、p. 412

ボールの運動などは乱流として扱う必要がある。

抵抗力がある場合、運動を始めてしばらくすると推進力と抵抗力がつり合った状態となり、速度が一定となる。このときの速度を終端速度 v_∞ という。

例 1. 空気中の雨滴の落下運動

非常に細かい水滴であれば、抵抗力を粘性抵抗で表せる層流として扱える。速度 v のときの抵抗力を $f = -\kappa v$ で表す。運動方程式は $ma = -mg - \kappa v$ と表せる。ここで、重力と抵抗力がつり合う（右辺 = 0）と、終端速度は $v_\infty = -\dfrac{mg}{\kappa}$ になる。

*微分を用いれば、運動方程式は $m\dfrac{dv}{dt} = -mg - \kappa v$ と表せる。

例 2. 人の空気中や水中での運動

抵抗力を慣性抵抗で表す乱流として扱わなければならない。速度 v のときの抵抗力を $f = -cv^2$ で表す。

運動方程式は $ma = F - cv^2$ と表せる。ここで、推進力 F と抵抗力がつり合うと、終端速度の大きさは $v_\infty = \sqrt{\dfrac{F}{c}}$ になる。

*微分を用いれば、運動方程式は $m\dfrac{dv}{dt} = F - cv^2$ と表せる。

一般に、慣性抵抗力は速度の 2 乗に比例する。式で表せば、

$$f_D = \frac{1}{2} C_D \rho A v^2$$

ここで、A は流れに垂直な断面積、ρ は流体の密度（一例として、空気と水の密度を**表** 3.1 に示す）、v は速度である。形の違いによって抵抗力は大きく異なる。簡単な形状に対する抗力係数 C_D の大きさを**表** 3.2 に示す。

表3.1 流体の密度

物質	密度 [kg/m³]
空気（20℃）	1.21
水（20℃）	1.00×10^3

表3.2 抗力係数

形状	断面	C_D
→ 〈しずく右向き〉	○	0.09
→ 〈しずく左向き〉	○	0.16
→ ●	○	0.47
→ ▮	○	1.12

オリンピックに勝つ物理学、p. 36 より引用

乗用車は燃費改善のため、抗力係数が低くなるように設計されている。例えば、図 3.2 の車は $C_D=0.24$ である。

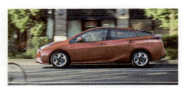

図 3.2 トヨタ自動車㈱の乗用車「プリウス」(2015 年のもの)

■ 円運動

半径 r の円周上を等速円運動している物体を考える（図 3.3）。角度をラジアン単位で表し、1 秒あたりの回転角度を角速度という。角度を θ、時間を t として、角速度 $\omega=\theta/t$ である。このとき、物体の位置を 2 次元の x-y 座標で表せば、

$$x=r\cos\omega t, \quad y=r\sin\omega t$$

と表せる。

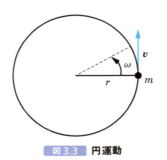

図 3.3 円運動

ここで、角度をラジアン単位で表しているので、速さ v と角速度 ω の間には、$v=r\omega$ という関係がある。また、速度ベクトルの向きは円の接線方向で、中心から見た位置座標ベクトル (x, y) とは直交しているため、速度の x、y 成分を v_x、v_y とすれば、$v_x=-r\omega\sin\omega t$、$v_y=r\omega\cos\omega t$ と表せる。

＊微分を用いれば、x、y を t で微分して、$v_x=\dfrac{dx}{dt}=-r\omega\sin\omega t$、$v_y=\dfrac{dy}{dt}=r\omega\cos\omega t$ であり、速さ v は $v=\sqrt{v_x^2+v_y^2}=r\omega$ と求められる。

さらに、速度ベクトルは大きさが v で一定で、向きがやはり角速度 ω で変化していく。加速度の大きさ a と速さ、角速度との間には $a=v\omega$ という関係がある。加速度の向きは中心向きであるため、x、y 成分を a_x、a_y とすれば、$a_x=-r\omega^2\cos\omega t=-\omega^2 x$、$a_y=-r\omega^2\sin\omega t=-\omega^2 y$ と表せる。

＊微分を用いれば、v_x、v_y を t で微分して、$a_x=\dfrac{dv_x}{dt}=-r\omega^2\cos\omega t=-\omega^2 x$、$a_y=\dfrac{dv_y}{dt}=-r\omega^2\sin\omega t=-\omega^2 y$ であり、ここから、加速度 $\boldsymbol{a}$ の大きさは、$a=\sqrt{a_x^2+a_y^2}=r\omega^2$ と求められ、向きは中心向きであることがわかる。

質量 m の物体が半径 r、速さ v の等速円運動をしているとき、円運動に必要な力 $\boldsymbol{F}$ の大きさは、

$$F=ma=mr\omega^2=m\frac{v^2}{r}$$

となる。$\boldsymbol{F}$ の向きは中心向きなので、向心力という。

円運動の周期 T は、円周 $2\pi r$、速さ $r\omega$ なので $T=\dfrac{2\pi}{\omega}$ と求められる。

■ 単振動

力が加わっていない状態のばねの長さを自然長といい、ばねに力を加えてばねの長さが自然長から変化したとき、その変化分をばねの変位という。ばねに力を加えて伸ばすと、ばねが縮む方向に力が働き、ばねに力を加えて縮めると、ばねが伸びる方向に力が働く。このように変化を元に戻

そうとするように働く力を復元力という。ばねの復元力は $F = -kx$ と表され、その大きさはばねの変位 x の大きさに比例し、向きは変位と逆方向である（フックの法則）。

ばねを x 軸上に水平に置き、ばねの先に質量 m のおもりを付ける（図3.4）。おもりをつり合いの位置から伸ばして離すと振動を生じる。これは単振動と呼ばれる。おもりの運動方程式は、

$$ma = -kx$$

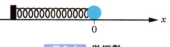

図3.4 単振動

と表される。ここで、$\omega^2 = \dfrac{k}{m}$ とおくと、$a = -\omega^2 x$ と変形できる。この式は、円運動における x 方向の加速度の式と全く同じである。つまり、単振動は円運動を直線（この場合は x 軸）に投影したものと考えることができる。したがって、物体の位置や速度は三角関数で表すことができる。

＊微分を用いれば、運動方程式は $m\dfrac{d^2x}{dt^2} = -kx$ と表される。$\omega^2 = \dfrac{k}{m}$ とおいて、$\dfrac{d^2x}{dt^2} = -\omega^2 x$ と変形できる。ここで、$x = A\sin\omega t$ も、$x = B\cos\omega t$ もこの微分方程式を満たすので、この微分方程式の一般解は、$x = A\sin\omega t + B\cos\omega t$ と表せる（A、B は任意の定数）。

■ 振り子

振り子のおもりに働く力は重力と糸の張力である（図3.5）。張力は重力の糸に平行な成分と打ち消し合うため、両者を合成すると、残るのは重力の糸と垂直な成分のみとなる。この合力は重力加速度を g として、$F = -mg\sin\theta$ となり、常にふれを戻す方向に働くので、復元力と見なすことができる。

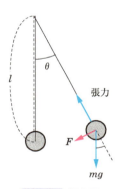

図3.5 振り子

ふれ角 θ が小さいとき、おもりはほぼ直線上を運動するため、中央からの変位を x、糸の長さを l として $x = l\sin\theta$ と近似すれば、合力は $F = -\dfrac{mg}{l}x$ と書ける。この場合の運動方程式は、$ma = -\dfrac{mg}{l}x$ と表せる。$a = -\omega^2 x$ と整理すれば、これも単振動であることがわかり、一般解は、$x = A\sin\omega t + B\cos\omega t$ と三角関数で表せる。ここで、$\omega = \sqrt{\dfrac{g}{l}}$ であり、A、B は初期値で定まる定数である。周期は $T = \dfrac{2\pi}{\omega} = 2\pi\sqrt{\dfrac{l}{g}}$ と求まる。

練習3.1

糸の長さ 1 m の振り子の振動周期を求めよ。

（3）── 運動量・角運動量

■ 運動量

運動の激しさを表す量を考えてみよう。衝突したときのことを考える

と、同じ速さであれば質量の大きい方が激しく運動しており、同じ質量であれば速い方が激しく運動している。そこで、質量 m と速度 v の積を考え、これを運動量という。運動量（通常 $\boldsymbol{p}$ で表す）は $\boldsymbol{p} = m\boldsymbol{v}$ で表されるベクトルである。

物体に力 F が時間 Δt だけ作用したとき、$F\Delta t$ を力積という。F による加速度が $a = \dfrac{F}{m}$ であり、速度変化は $\Delta v = a\Delta t$ であることから、$\Delta p = m\Delta v = ma\Delta t = F\Delta t$ となる。したがって、物体の運動量変化 Δp は力積に等しい（図 3.6）。

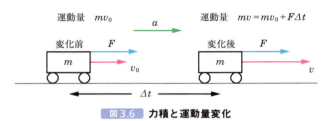

図3.6　力積と運動量変化

外力が働いていない場合、2つの物体が衝突してそれぞれの速度が変化したと考えよう。作用・反作用の法則から、衝突のときには2つの物体にそれぞれ、大きさが等しく逆向きの力が同じ時間働く。そのため、2つの物体の運動量の和は一定であり、運動量保存則が成り立つ。

■ 2体衝突

球1と球2が衝突するとき、それぞれの質量が m_1、m_2、それぞれの衝突前の速度が v_1、v_2、衝突後の速度が v_1'、v_2' であるとき、運動量保存則より $m_1 v_1 + m_2 v_2 = m_1 v_1' + m_2 v_2'$ が成り立つ。一般に反発係数を e とするとき、$e = -\dfrac{v_2' - v_1'}{v_2 - v_1}$ であって、衝突後の速度は、

$$v_1' = v_1 + \frac{m_2(1+e)}{m_1 + m_2}(v_2 - v_1), \quad v_2' = v_2 + \frac{m_1(1+e)}{m_1 + m_2}(v_1 - v_2)$$

と求められる。$e = 1$ のとき完全弾性衝突といい、運動エネルギー（後述）の和も保存する。一方、$e \neq 1$ のときは非弾性衝突といい、運動エネルギーの和は保存しない。ただし、弾性衝突の場合も非弾性衝突の場合も、運動量保存則は成り立つ。

■ 角運動量

力のモーメントが力 F に支点からの距離 r をかけたものであるのと同様に、運動量 p に基準点からの距離 r をかけたものを考える。これを角運動量という。質量 m の物体が中心からの距離 r、角速度 ω で回転運動しているとき、角運動量は、$L = mvr = mr^2\omega$ と表せる。角運動量をベクトルで表すときは、回転の方向に回る（右）ねじが進む方向、回転面に垂直な方向をベクトルの方向とする（図 3.7）。

力のモーメントの合計が0の場合、r が変化しても角運動量は一定であ

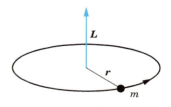

図3.7　角運動量ベクトル

り、角運動量保存則が成り立つ。一方、力のモーメント N が時間 Δt だけ作用したとき、$N\Delta t$ は物体の角運動量変化 ΔL に等しい。

並進運動では質量が慣性の大きさを表していた。剛体（大きさのある物体）の回転運動を考えるときに、慣性の大きさを表すのが、慣性モーメントと呼ばれる量である。剛体を質点の集まりと考えて、その質量を m_1、m_2、…、中心からの距離を r_1、r_2、…とするとき、$I = \sum_i m_i r_i^2$ を慣性モーメントといい、回転運動における慣性の大きさを表す。慣性モーメントを用いると、角運動量は $L = I\omega$ と表せる。単純な形状に対する慣性モーメント（質量は M とする）を表3.3に示す。

表3.3　慣性モーメントの例

形状	慣性モーメント
中心軸から距離 l にある質点	Ml^2
中心軸に一端がある長さ l の棒	$\frac{1}{3}Ml^2$
半径 l の円盤（中心周り）	$\frac{1}{2}Ml^2$

練習 3.2

同じ質量のボールが 2 個あり、反発係数は 0.5 である。静止しているボールにもう 1 つのボールが速度 v_0 でまっすぐ衝突した。衝突後どうなるか。

（4）── エネルギー

■ 仕事

一定の力 F を作用させて物体を力の向きにある距離 d だけ移動したとき、力は物体に対して仕事 $W = Fd$ をしたという。仕事をされた分、物体のエネルギーが変化する。

■ 位置エネルギー

重力加速度を g とすると地表上にある質量 m の物体にかかる重力の大きさは mg と表される。重力に逆らって質量 m の物体に力 $F = mg$ を作用させ、高さ h までゆっくり持ち上げると、なされた仕事 $W = mgh$ は物体の（重力による）位置エネルギー E_P の変化になる（図3.8）。$E_P = mgh$ と表せる。

位置エネルギーとしては、重力による位置エネルギーだけでなく、ばねの力による位置エネルギー、電荷に加わるクーロン力による位置エネルギーなど、物体に働く力に応じていろいろなものが考えられる。物体が移動するとき、力による仕事が移動の経路によらない場合、その力を保存力といい、位置エネルギーを定義することができる。

■ 運動エネルギー

仕事をした分エネルギーが変化するが、それがすべて運動に変化したとすれば、なされた仕事は物体の運動エネルギー E_K となる。質量を m、速度を v として、$E_K = \frac{1}{2}mv^2$ と表せる。これは次のように考えればよい。静止している物体に一定の力 F を時間 t だけ加えたところ、速さは v と

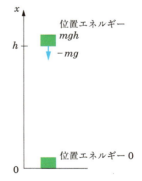

図3.8　仕事と位置エネルギー

なり、その間に距離 x だけ移動したとしよう。加速度 a は、$a = \dfrac{F}{m}$ であり、等加速度運動であるから、$v = at$、$x = \dfrac{1}{2} at^2$ である。物体に加えられた仕事 W は、$W = Fx = ma \times \dfrac{1}{2} at^2 = \dfrac{1}{2} mv^2$ と求められる。

また、回転運動のエネルギーは慣性モーメント I と角速度 ω を用いて、$E_K = \dfrac{1}{2} I\omega^2$ と表せる。

■ エネルギー保存則

位置エネルギーと運動エネルギーの和を力学的エネルギーという。外部からの仕事がなく、摩擦力や抵抗力のような非保存力（保存力でない力）が働かないか無視できる場合、力学的エネルギーは保存する。例えば、ジェットコースターは一旦高いところに登ったら、あとは自然に走る。高いところにあるときの（重力による）位置エネルギーが低いところでの運動エネルギーに変換され、また高いところに登ると位置エネルギーに変換される。従って最初の高さによって、最高速度は決まってしまうことになる。実際には抵抗力、摩擦力が働くため、途中で力学的エネルギーは減少していく。

■ 重心運動と相対運動

2つ以上の質点が集まった質点系や、大きさを持った剛体の運動を考えるときは、重心に全質量が集中していると考えたときの重心運動と、その重心を中心とした回転や振動などの相対運動に分解して考えるとよい。

まず、質点系や剛体に加わる全ての力の合力が重心に加えられていると考えて重心の並進運動を考える。次に、重心を基準とした相対的な運動である回転や振動を考えることで、運動の解析が容易になる。全体の運動は、重心運動と相対運動を合成したものになり、全体の運動エネルギー E は重心運動エネルギー E_G と相対運動エネルギー E_R の和で与えられる。

> **練習 3.3** ▶
>
> 静止している質量 M の物体に、質量 m の弾丸が速度 v で突き刺さった。その後の物体の速度を求めよ。また、弾丸が突き刺さる前後で、運動エネルギーはどう変化するか。

3.2 歩行・ランニング・跳躍

解決すべき疑問 3.2

歩行やランニング、跳躍など、日常生活の中でもよく行われる運動をどんなモデルで解析するのがよいか、考えてみよう。

(1) ── 歩行

■ 歩行のサイクル

身長 170 cm 程度の成人男性が普通に歩く場合、1 歩の歩幅は 70 cm 程度、1 歩を踏み出す周期（ピッチ）は 0.5 s 程度であり、速度にして 1.4 m/s、時速に換算すると、5.0 km/h くらいである。これが競歩の選手になると、15 km/h くらいの速度まで出すことができる（**表 3.4**）。

ヒトが歩行する場合、片足の動きに着目すれば、地面に接地している立脚相が 60〜65 %、地面から離れて足を前方に運ぶ遊脚相が 35〜40 % で、1 サイクルを形成している*（**図 3.9**）。立脚相の最初の 10 % と最後の 10 % 程度は両足が着地した状態である。少なくともどちらかの足が常に着地しているのが歩行の特徴である。歩行速度を速くしようとすると、立脚相が短く、遊脚相が長くなる。2.0 m/s 以上の速度では、歩くよりも走る方が自然である。

表 3.4 歩行速度

	歩幅	ピッチ	速度
歩行 (成人男性)	0.71 m	1.99 Hz	1.41 m/s
競歩 (男子)	1.18 m	3.53 Hz	4.17 m/s

*バイオメカニクスと動作分析の原理、p. 281

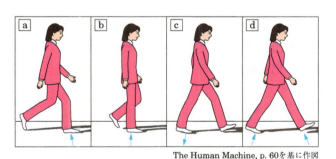

図 3.9 歩行のサイクル

■ 歩行中に働く力

歩行中に地面から人体に働く力（人体が床を押す力の反作用であるから、床反力ともいう）を、地面に垂直な成分（垂直力）と水平な成分（水平力）に分解して考える（**図 3.10**）。垂直力は床からの垂直抗力であって、グラフのように周期的に変化する。(a) 右足を付いて減速し、(b) 右足の真上に重心が来て、(c) 右足で上に押し上げて前進し、(d) 右足で後ろに

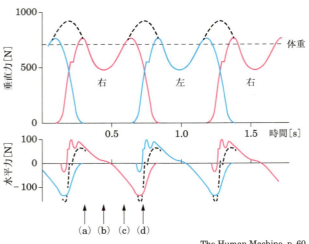

図3.10 歩行中に働く力

押し出すと共に左足を付くことで減速が始まる。両足を合計した垂直力は、平均すると体重に応じた重力とつり合っているが、周期的に大きくなったり小さくなったりするため、それに伴って重心が上下に運動することになる。垂直力の合計が極小になったとき最も重心の位置は高く、垂直力の合計が極大になったとき最も重心の位置が低くなる。

また、水平力は床と靴との摩擦力によって生じる。これも周期的な変化を示し、足を着いたときには減速する摩擦力が水平方向にはたらき、足を離すときには加速する摩擦力が働く。グラフでは減速のときの床からの摩擦力を正の符号に取っている。これによって、水平方向の重心の速度も変化している。水平力 0 のところ（b、c の中間）が最も速度が遅く、足が切り替わるところ (d) で最も速度が速くなる。摩擦係数が十分大きくないと、水平方向の加速・減速がスムーズに行えずに、足が滑ってしまう。また、靴底全体が地面に接触していないと、摩擦係数はずっと小さな値になる。摩擦係数の例を**表** 3.5 に示した。

表3.5 摩擦係数の例

接触する物体	動摩擦係数
アスファルト上のジョギングシューズ	0.6〜0.8
クレー上のジョギングシューズ	0.3〜0.5
木製床上のバスケットシューズ	1.0〜1.2

人体物理学、p.107 に基づく

■ 歩行中のエネルギー

歩行中に働く力のグラフを、エネルギーの観点から見てみよう。垂直力が極小となるとき、ちょうど片足の上に重心があり、位置エネルギーが最も大きくなる。このとき、進む速度は最も遅くなるため、運動エネルギーも最も小さくなる。逆に垂直力が極大となるとき、ちょうど両足の中間に重心があり、位置エネルギーは最も小さくなる。このとき、速度は最も速くなるため、運動エネルギーも最も大きくなる。結局、歩行中の重心運動の力学的エネルギー、すなわち位置エネルギーと運動エネルギーの和はほぼ一定になる。このことは決して、力学的エネルギーが保存していることを意味しているのではない。上下の運動にもエネルギーは必要だし、進む運動にももちろんエネルギーが必要だからである。

単純なモデルで数値計算してみよう。上半身の動きは転がる卵のように上下動のあるモデルを考える（図3.11）。重心の上下動 Δh が 4 cm あるとして、体重 $m = 70$ kg の場合、位置エネルギーの変動分は $mg\Delta h = 27$ J となる。重心の位置を地上 95 cm とすれば平均位置エネルギーは 650 J である。水平方向の速度は 1.41 ± 0.18 m/s と見積もり、垂直方向の速度変化を無視すれば、運動エネルギーの変動分は 35 J である。平均運動エネルギーは 70 J と求まる。位置エネルギーと運動エネルギーの変動分はほぼ等しい大きさであることが見積もられた。

代謝エネルギーの観点から、歩行における仕事効率は20～30％程度で、それ以外のエネルギーは熱になってしまう。また取り出された仕事も多くは無駄な動きに消費されてしまう。

■ 歩行の振り子モデル

脚を前方に振り出す動作を振り子のように考えてみよう（図3.11）。まず最も単純なモデルとして、脚の先端に脚の全質量が集中した振り子というモデルを考えてみよう。脚の長さ l を 0.9 m とすれば、重力加速度 g を用いて振動の周期が求められ、$T = 1.9$ s となる。1歩踏み出すにはその半分の 0.95 s と予想される。

もう少しよいモデルとして、脚を太さ一定の棒状の振り子（剛体振り子という）と考えてみよう。長さ l を 0.9 m として、質量中心は回転の中心から $d = l/2$ のところにある。直方体の慣性モーメントは $ml^2/3$ で与えられて、振動の周期は、$T = 1.55$ s となる。1歩踏み出す時間は 0.78 s と予想される。

とてもゆっくり歩いた場合、速度が 0.5 m/s（時速 1.8 km）、歩幅が 0.4 m とすれば、1歩踏み出す時間は 0.8 s となるので、それほど悪い近似ではないことになる。位置エネルギーも変化することで、力学的エネルギーはほぼ一定になっている。

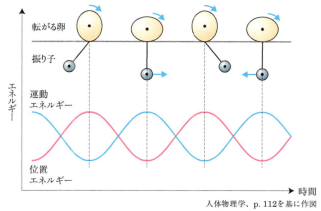

人体物理学、p. 112を基に作図

図3.11 歩行の単純なモデル

表3.6　ランニング速度

	歩幅	ピッチ	速度
日本選手・男子	2.10 m	4.85 Hz	10.19 m/s
日本選手・女子	1.90 m	4.66 Hz	8.85 m/s

バイオメカニクス、p.167に基づく

*ランニング損傷、p.2

（2）── ランニング

■ ランニングのサイクル

　ランニングの場合、歩行に比べて歩幅、ピッチともに大きくなる。一流の陸上・短距離選手が走るときの歩幅、ピッチ、速度の例を表3.6に示す。男女差は歩幅に表れ、その分速度にも差が出ることがわかる。
　ジョギングでは、立脚相35％と遊脚相35％の間に滞空相が15％ずつはさまれて、1サイクルが形成される。両足が同時に着地することはなく、滞空相の間は両足とも地面から離れて空中に浮いた状態となる*。速度が大きくなると、次第に滞空相の割合が大きくなっていく。

■ ランニングの跳ね返りボールモデル

　ランニングのモデルとして、よく跳ね返るボールが前方に進んでいくモデルを考える（図3.12）。力学的エネルギーはボールの運動エネルギーと位置エネルギー、それにボールの変形による弾性エネルギーの和で与えられる。ボールが地面に衝突する寸前は位置エネルギーが最小となり、運動エネルギーは最大となる。ボールが着地している間、運動エネルギーと位置エネルギーはほぼ0となり、弾性エネルギーのみが生じる。地面から離れて空中にある間は位置エネルギーが重力によって変化すると同時に運動エネルギーも変化する。総和である力学的エネルギーはほぼ一定になっている。
　ランニングしているとき、着地した足が曲がることで、弾性エネルギーをため込み、空中にある間は山なりの放物運動をすることになる。水平方向に働く力としては、地面を蹴るときに反作用として摩擦力を受け、これが推進力となる。摩擦力を最大限利用するには着地するときの足の角度が適切でなくてはならない。例えば、摩擦係数0.5の靴を履いていれば、地平面からの角度 θ が $\tan\theta < \dfrac{1}{0.5}$ を満たす範囲であれば滑らないで力が地面に伝わる**。

**オリンピックに勝つ物理学、p.66

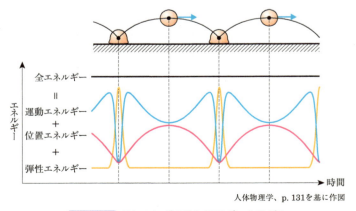

人体物理学、p.131を基に作図

図3.12　ランニングの跳ね返りボールモデル

一方、ある程度以上の速度になれば前面から空気による慣性抵抗力を受ける。空気（密度 $1.21\,\mathrm{kg/m^3}$）中での慣性抵抗力を見積もると、$C_D=1.0$、断面積 $A=0.8\,\mathrm{m^2}$ として、$f_D=\dfrac{1}{2}\times 1.0\times 1.21\times 0.8\times v^2$ と考えられる。抵抗力は常に働いているが、推進力はしっかり着地している間だけなのでせいぜい全サイクルの 40 % しか働いていない。一定速度でランニングしているときは、抵抗力と推進力の 1 サイクルを通じて積算した力積が等しいことになる。

練習 3.4

上記の例で、5 m/s でランニングしているときの 1 歩当たりの推進力を求めよ。ただし全サイクルの 40 % で一定の推進力が働くものとする。

（3）── 跳躍

■ 垂直跳び

その場でかがんでからまっすぐに跳び上がるのが垂直跳びである（図3.13）。エネルギー保存則を用いれば、初速度が v_0 であるとして、跳び上がり高さは $h=\dfrac{v_0^2}{2g}$ で与えられる。

かがんでから跳び上がるまでの間、等加速度 a で運動するというモデルを考えてみよう。跳び上がるまでの時間を τ とすれば、$v_0=a\tau$、跳び上がるまでに重心の動く距離は $s=\dfrac{1}{2}a\tau^2$ となる。s は体格で決まるので、a を消去して v_0 を求めれば、$v_0=\dfrac{2s}{\tau}$ である。

$s=0.4\,\mathrm{m}$、$\tau=0.2\,\mathrm{s}$ とすれば、$v_0=4\,\mathrm{m/s}$、$h=82\,\mathrm{cm}$ と求まる。質量を $m=60\,\mathrm{kg}$ とすれば、重心の受ける垂直抗力 $N=m(a+g)$ は 180 kgw にも達する。τ を短くすればそれだけ高く跳べることがわかる。

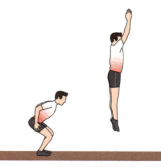

図3.13　垂直跳び

■ 棒高跳び

棒高跳びの選手は、伸縮性の高いポールを使うことで、助走の運動エネルギーを位置エネルギーに効率よく変換することができる。助走時の速度が v_0 であるとして、重心の上昇高さは $h=\dfrac{v_0^2}{2g}$ で与えられる。ちなみに、$v_0=10\,\mathrm{m/s}$、重心の高さを 1.0 m とすれば、バーの最大高さは $h+1.0=6.1\,\mathrm{m}$ となる。実際、男子の世界記録は 6.14 m なので、ほぼ限界に達しているといえよう。

■ 走り幅跳び

走り幅跳びの選手は助走の速度をそのまま、水平から角度 θ の方向に変えて飛び出す。空気抵抗を無視すればその軌跡は放物線を描く（図

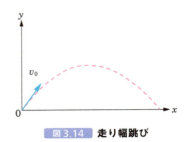

図3.14 走り幅跳び

3.14)。初速度が v_0 であるとして、高さ（y）方向の初速度は $v_0 \sin\theta$ であり、落下するまでの時間は、$\dfrac{2v_0 \sin\theta}{g}$ と求まる。

横（x）方向の初速度は $v_0 \cos\theta$ であり、落下するまでに進む距離は $\dfrac{2v_0^2 \sin\theta \cos\theta}{g} = \dfrac{v_0^2 \sin 2\theta}{g}$ と求まる。水平との角度 45° で飛び出すときに最も遠くまで跳ぶことができる。$v_0 = 10$ m/s とすれば、10.2 m となる。しかし、実際の飛び出す角度は 15〜25° の範囲であり、踏み切りのときには減速が起きる。また、空気による慣性抵抗力もあるため、モデル計算よりも距離は短くなる。男子の世界記録は 8.95 m である。空気抵抗の少ない高地で好記録が出やすい。

■ ノミの跳躍

動物の中で最も跳躍力があるのはノミであろう。体長 1 mm 程度の個体が、距離で体長の 100 倍もの跳躍ができるという。ノミは脚を伸ばすための筋肉を持っていない。ノミは跳躍する前に後脚を折り曲げ、脚の付け根にある弾性タンパク質にエネルギーを蓄積しておき、跳躍の瞬間にそのエネルギーを一気に放出することで、大きく跳躍する。

練習 3.5

走り幅跳びの例で、初速度 10 m/s で水平から 25° の角度に飛び出した選手に対して、水平方向にのみ −0.6 m/s² の慣性抵抗力による一定の加速度が働く場合、その跳躍距離を求めよ。

3.3 衝突・球技

解決すべき疑問 3.3

衝突したり、バットやラケットでボールを打ったりしたときの、運動の様子はどのようなモデルで解析したらよいか、考えてみよう。

（1）── 衝突

車に乗った人が衝突に巻き込まれてダッシュボードに頭をぶつける場合やランニング中に足が地面から受ける衝撃、あるいはバットやラケットでボールを打つ場合など、物体の衝突を考えよう。このような場合、衝突は非弾性的であり、運動エネルギーが発熱や破壊をもたらす。

初速度 v_0 の物体が衝突によって時間 Δt の間に静止する場合、加速度一

定のモデルとすれば、$a = -\dfrac{v_0}{\Delta t}$ で、静止するまでに物体が移動する距離は $\Delta x = \dfrac{1}{2} v_0 \Delta t$ となる。物体に働く力の大きさは、運動量変化が力積に等しいことから $|F| = \dfrac{mv_0}{\Delta t}$、または、運動エネルギー変化がなされた仕事に等しいことから $|F| = \dfrac{mv_0^2}{2\Delta x}$、と求まる。面積 S として応力や圧力に換算すれば、$\dfrac{|F|}{S} = \dfrac{mv_0}{S\Delta t}$ または $\dfrac{|F|}{S} = \dfrac{mv_0^2}{2S\Delta x}$ である。

応力の式を見れば、これを小さくするためには、衝突の時間または距離を大きく取るか、面積を大きくすることが大切である。衝突の際に衝撃を吸収して縮む材質をはさんだり、接触する面積を大きくしたりすることにより、応力は小さくできる。

■ 交通事故

質量 3 kg である頭部が速度 10 m/s で運動しているとき、衝突によって 0.01 s 後に静止したとすれば、加速度は $a = \dfrac{0-10}{0.01} = -1000\ \text{m/s}^2$、頭部に加わる力は $|F| = 3 \times 1000 = 3000$ N となる。頭の一部に固いものが衝突するならば、その衝撃に頭蓋骨は耐えられないであろう。

車にはエアバッグが備え付けられている。静止するまでにエアバッグによって 30 cm の距離で均等な力が顔面に加えられるとしよう。運動エネルギーは $K = \dfrac{1}{2} \times 3 \times 10^2 = 150$ J なので、顔面に加わる力は

$$|F| = 150 \div 0.3 = 500\ \text{N}$$

と減少する。顔面の面積を 500 cm^2 とすれば、平均の応力は、

$$\frac{|F|}{S} = \frac{500}{500 \times 10^{-4}} = 1.0 \times 10^4\ \text{N/m}^2$$

と求められる。

■ 飛び降り

1 m の高さから片足で地面に飛び降りたとしよう。地面に衝突する寸前の速度は、

$$v_0 = \sqrt{2 \times 9.8 \times 1} = 4.4\ \text{m/s}$$

である。足を曲げないとして衝突中に足が 1 cm 縮むだけとすれば、その時間は、$\Delta t = \dfrac{2 \times 10^{-2}}{4.4} = 4.5$ ms となり、加速度は $-1 \times 10^3\ \text{m/s}^2$、質量 60 kg の人なら地面から受ける力は 6×10^4 N と求められる。この場合、脛骨の断面積が 240 mm^2 とすれば、応力は $2.5 \times 10^8\ \text{N/m}^2$ となって弾性限界を大きく超え、骨折してしまう。

（2）── 球技

野球やテニスなど、バットやラケットを使ってボールを打つスポーツを考えてみよう。打撃（打つ）とは、バットやラケットとボールの衝突である。バットとボールの質量をそれぞれ M、m、打撃前の速度をそれぞれ V、v、打撃後の速度を V'、v' とする。その間の反発係数を e とすれば、

$$MV + mv = MV' + mv', \quad e = -\frac{v' - V'}{v - V}$$

である。ここで、野球の場合、表 3.7 に示すように $m = 145\,\text{g}$、$M =$ 約 900 g である。バットの質量も打撃前の速度も大きいほど良いわけだが、この両者は相反する条件で、

$$V = V_0 - cM$$

という関係にあることが知られている。ここで、V_0 はバットの質量が 0 のときの最大速度、c は比例係数である。

表3.7　ボールの規格

競技	ボール直径	ボール質量	反発係数	（測定条件）
テニス	6.5〜6.9 cm	56〜59 g	0.73〜0.76	（固い床面）
野球	7.3〜7.5 cm	142〜149 g	0.40〜0.42	（鉄板）

■ ボールの空気抵抗

空気中を飛ぶボールはレイノルズ数が大きいため、周囲の空気はボールの動きについていくことができずに流れはボールの表面から離れ、後方に渦などを伴う乱流となる（図 3.15）。この場合、ボールには大きな慣性抵抗力が働く。実際のボールの表面はわざと凸凹になっていたり、縫い目がついていたりするため、空気の流れには小さな乱れができやすくなっている。このため、滑らかな球体ボールよりもむしろ抵抗力は小さくなる。

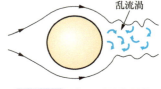

図3.15　ボールの空気抵抗

空中を運動するボールの加速度は、鉛直方向の重力加速度の他に、鉛直・水平両方向における慣性抵抗力による加速度を考慮に入れる必要がある。抵抗力 F は、抗力係数を C_D、空気の密度を ρ、ボールの断面積を A、速度を v として、$F = \frac{1}{2} C_D \rho A v^2$ と表される。鉛直上向き（y）の加速度 a_y、水平方向（x）の加速度 a_x はそれぞれの方向の速度 v_y、v_x を用いて、

$$a_y = -g - \frac{C_D \rho A}{2m} v_y^2, \quad a_x = -\frac{C_D \rho A}{2m} v_x^2$$

で与えられる。野球のボールでは、$m = 145\,\text{g}$、$A = 0.042\,\text{m}^2$、$C_D = 0.5$、$\rho = 1.21\,\text{kg/m}^3$ として計算できる。

■ ボールの回転

野球でピッチャーがカーブを投げたとき、あるいはテニスでもゴルフでもボールに強い回転が与えられたとき、空中でボールが曲がる理由を考えよう。回転しているボールでは、進行方向と回転の向きによって、ボールの周囲の空気が動く速度が変わってくる。図 3.16 の場合では、ボールの下側を通る流れは逆方向の回転と接することによって流れの速度が遅くなる。すると、ベルヌーイの定理（5.1 節参照）によって圧力が上昇し、ボールはその分押し上げられる。この現象はマグヌス効果と呼ばれる。マグヌス効果による力の大きさはボールの回転数と速度の積に比例する。

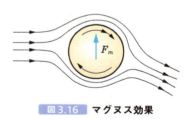

図 3.16 マグヌス効果

練習 3.6

打撃前の野球ボールの速度を $-130\,\mathrm{km/h}$、バットの速度を $90\,\mathrm{km/h}$ とするとき、打撃後のボールの速度を求めよ。ただし、直線上の衝突と考える。

3.4 水泳

解決すべき疑問 3.4

水泳は他のスポーツと大きく異なる。水中で働く力とその作用を考えてみよう。

（1） 水中で働く力

ヒトの密度は必ずしも水（$1\,\mathrm{g/cm^3}$）よりも小さいわけではない。表 3.8 に示すように、脂肪は水より軽く、筋肉は水とほぼ同じで、骨は重い。身体全体での比重（水の密度との比率）は 1.0 よりわずかに大きいことが多い。しかし、肺に空気を吸い込めば、空気の密度はほとんど無視できるので、身体全体の密度が水より小さくなり、自然に水に浮くことができる。水中の物体はアルキメデスの原理によって、その体積と同じだけの水の重力に等しい大きさの浮力を受ける。ヒトの密度は水とほぼ等しいので、垂直方向に働く重力は水からの浮力とほぼつり合っていることになる。

水平方向に働く力は、壁に足がついている間を別として、水からの抵抗力と推進力である。手や足を使って水を後方に押し出すと、作用・反作用の法則によって身体が水から前向きの力を受けて推進力となる。水中では抵抗力が大きく、推進力と抵抗力はほぼつり合っていることになる。

表 3.8 組織の密度

組織など	密度 [g/cm³]
筋肉	1.05
脂肪	0.85
骨	1.25〜1.79
空気	0.0012

（2）── 水泳

身体が水から受ける抵抗力として、身体の形状で決まる形状抵抗力、身体の表面で生じる摩擦力、動きによって水面に波を作る造波抵抗力の3つが考えられる（**図 3.17**）。それぞれ慣性抵抗力として速度の2乗に比例する。式に表せば、

形状抵抗力　$f_D = \dfrac{1}{2} C_D \rho A v^2$

摩擦力　$f_f = \dfrac{1}{2} C_f \rho S v^2$

造波抵抗力　$f_w = \dfrac{1}{2} C_w \rho S v^2$

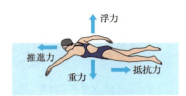

図 3.17 水泳時に働く力

となる。ここで、A は流れに垂直な断面積、S は全表面積、ρ は水の密度、v は進行速度である。この中で最も大きいのは形状抵抗力であるが、形状の違いによって抵抗力の大きさは大きく異なってくる。

抵抗力の大きさを見積もってみよう。男子の 100 m 自由形の世界記録は 46.9 s なので、平均速度は 2.1 m/s である。身体の一部は水面から出ていることを考慮し、$A = 0.06\ \mathrm{m}^2$、$S = 1.35\ \mathrm{m}^2$ として、$C_D = 1.0$、$C_f = 0.004$、$C_w = 0.03$ とおくと、抵抗力はそれぞれ、$f_D = 132$ N、$f_f = 12$ N、$f_w = 89$ N と見積もられ、合計の抵抗力は 233 N となる*。

クロールの場合の推進力を考えてみよう。腕をかくことによって、身体の進行速度と手の速度の差 Δv の2乗に比例するような推進力が働く。脚をばたつかせて水を斜めに押し出すことでさらに推進力を得る。一定の速度で進んでいるとき、推進力を F、抵抗力を f とすれば、両者は $F - f = 0$ とつり合っているはずである。速く泳ぐためには、推進力を大きくするか、抵抗力を小さくするかのどちらかである。

推進力 F が一定でそのときの速度を v とすれば、推進力による単位時間あたりのエネルギー（仕事率）P は、$P = Fv$ と表せる。この例では、$P = 489$ W となる。この仕事率は体外に取り出された仕事によるものである。抵抗力は速度の2乗に比例するので、$f = \alpha v^2$ と表せば、$P = \alpha v^3$ と求まる。この関係から、仕事率の 1/3 乗で速度が向上するものと予想される。

マグロの成魚は 25 m/s 程度の速度で泳ぐことができる。魚の形状は形状抵抗力や造波抵抗力を小さくするのに理想的であり、ぬるぬるした体表面は摩擦力を小さいものにしている。

＊オリンピックに勝つ物理学, p. 30

3.4 水泳 45

章末問題 3

3.1 雨滴に粘性抵抗が働くとして、その係数 κ が半径に比例するとしたら、雨滴の落下速度は半径とどのような関係にあるか。

3.2 速度 v_0 で進む質量 $3m$ の球 A が静止している質量 m の球 B にまっすぐ衝突した。球 B はその後、壁に垂直に衝突して戻り、球 A と再び衝突した。全ての衝突は弾性衝突であるとして、球 A、B の速度は 2 回の衝突でどう変化するか。

3.3 歩行のとき、右手と左足、左手と右足のように反対側の手足を同時に出すと、同じ側の手足を同時に出すのとではどのような違いがあるか。

3.4 走り幅跳びで、初速度 10 m/s、体重 60 kg、断面積 0.8 m² の選手は水平からの角度が 15°、20°、25° のうち何度で飛び出したら最も遠くまで跳べるか。ただし、水平方向にのみ、最初の慣性抵抗力と同じ抵抗力が働き続けるものとする。

3.5 走り高跳びで、運動エネルギーを効率よく位置エネルギーに変換することが難しいのはなぜか。

3.6 ライン上で地上 2 m から水平かつネットに直角に打ち出されたテニスボールが、24 m 先の高さ 1 m のネットを超え、48 m 先のラインより内側に落ちるための初速度の範囲を求めよ（空気抵抗はないものとする）。

3.7 初速 144 km/h で野球ボールを水平から 45° の角度で投げると、ボールは何 m 飛ぶか。空気抵抗を無視した場合と、水平方向にのみ最初の慣性抵抗力の 60 % が一定に働くとした場合で比較せよ。

3.8 野球で、ボールをバットの芯に当てるとよく飛ぶというのはどういうことか。

第4章
熱とエネルギー代謝

4.1　熱とエネルギーの基礎

解決すべき疑問　4.1

この章では、熱とエネルギー代謝について学ぶ。熱の伝わり方にはどのようなものがあるか、人体ではどのような熱の流れがあるか、考えてみよう。

（1）── 熱とは何か

　　他の物体を動かす能力（仕事をする能力）を持つものは「エネルギーを持つ」という。エネルギーはいろいろな形態を取ることができて、互いに変換することが可能である。仕事、位置エネルギー、運動エネルギー、電気エネルギー、光のエネルギー、音のエネルギー、熱などは全てエネルギーである。物質の結合エネルギー、化学エネルギーなどもエネルギーの一種であり、相対性理論によれば質量もエネルギーと見ることができる。熱もエネルギーの一形態であり、物体間で移動するエネルギーが熱である。エネルギーの大切な性質は、どのように変換されてもその総量は一定不変なことである。これをエネルギー保存則という。

　　熱は温度の高い物体から温度の低い物体へ伝わる。温度は物質を構成する分子の運動エネルギーに比例し、熱の移動に伴って分子のエネルギーと温度は変化する。熱の伝わり方には、伝導、対流（**（3）**参照）、および放射（**（4）**参照）がある。

■ 熱力学第1法則

　　物質を構成する原子や分子が持つ運動エネルギーや電気エネルギー、分子間力による位置エネルギーなどのエネルギーの総和をその物質の内部エネルギーという。物質の内部エネルギーはその絶対温度に比例する。物質に熱を与えると、それによって物質の温度が上昇したり、物質が外部に仕事をなしたりする。

物質に与えた熱 ΔQ と、物質の内部エネルギーの増加量 ΔU および物質が外部に対してなした仕事 W の和とは等しい（図 4.1）。

$\Delta Q = \Delta U + W$　（熱力学第 1 法則）

熱力学第 1 法則は、熱を含むエネルギー保存則を表している。

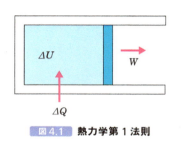

図 4.1　熱力学第 1 法則

■ 熱の仕事当量

水 1 g の温度を 1 度上昇させるのに必要な熱量が 1 cal であるが、ジュールによって、仕事やエネルギーの単位 J との間に 1 cal = 4.19 J という関係があることが示された。熱と仕事はどちらもエネルギーの一形態であるので互いに変換することができる。もっとも、仕事を 100 % 熱に変換することはできるが、熱を 100 % 仕事に変換することはできないことが、後で述べる熱力学第 2 法則で示される。

■ 熱化学方程式とエンタルピー

化学反応に伴って熱の発生や吸収が起こる。反応に伴って熱を放出する場合を発熱反応といい、この場合物質の化学エネルギーは放出した熱と同じだけ減少する。反応に伴って熱を吸収する場合を吸熱反応といい、物質の化学エネルギーは吸収した熱と同じだけ増大する。物質が持つ化学エネルギーのことをエンタルピーと呼ぶ。物質 1 mol あたりの反応熱（発熱反応の場合を正とする）を右辺に追加した熱化学方程式で表す。例えば、炭素の燃焼反応（図 4.2）は発熱反応で、

$C + O_2 = CO_2 + 394\ kJ$

と書く。

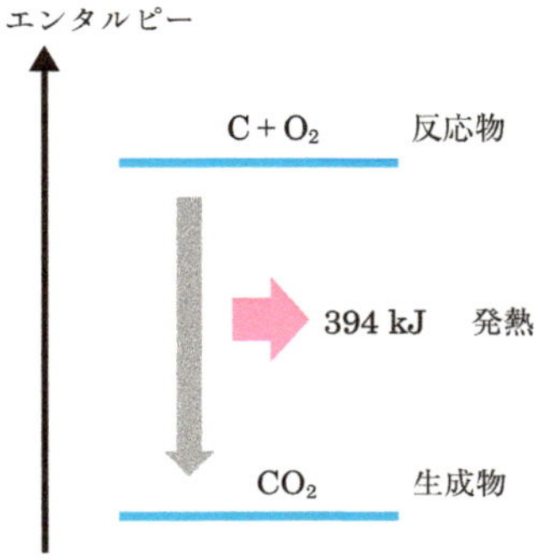

生成物のエンタルピーの合計から反応物のエンタルピーの合計を差し引いたエンタルピー変化 ΔH は、反応による反応熱 $\Delta Q'$ と次のような関係にある。

（エンタルピー変化 ΔH）＋（反応熱 $\Delta Q'$）＝ 0

これは、エネルギー保存則を表している。反応熱は反応の道筋に関係なく定まるので、ΔH や $\Delta Q'$ も始めと終わりの状態だけで定まる。これをヘスの法則（1840）という。

熱力学第 1 法則では、物質に与えた熱を ΔQ としていたので、$\Delta Q = -\Delta Q'$ である。また、圧力一定の条件では、体積変化 ΔV、圧力 P を用いて $W = P\Delta V$ と表せるため、$\Delta H = \Delta U + P\Delta V$ と表すことができる。

物質はエンタルピーの低い状態にある方がより安定である。しかし、エンタルピーが低くなる発熱反応だからといって自然に反応が進むとは限らない。例として挙げた、炭素の燃焼反応は常温では自然に起こらない。

図 4.2　反応熱

（2）── 温度と比熱

■ 温度

　日常使う摂氏温度（セルシウス温度）は、氷の融点を 0℃、水の沸点を 100℃として、その間を 100 等分したものである。温度は物質を構成する分子の運動エネルギー（並進運動・回転・振動）の大きさを表す指標である。温度の高い物体は激しく分子運動しているし、温度の低い物体は分子の運動エネルギーが小さい。分子運動が全くなくなると考えられる温度（−273.15℃）のことを絶対零度（0 K）といい、この温度を基準として定義した温度を絶対温度（ケルビン温度：単位 K）という。絶対温度 1 K の変化は摂氏温度 1℃の変化と等しい。

　固体分子の場合、分子間の相互作用が極めて強く、分子は勝手に移動することができないので、分子運動はもっぱら振動が中心である。液体分子の場合は回転や並進運動も起こすが、相互作用（分子間力）が比較的強いため、運動エネルギーが大きくても見かけの運動は激しくない。気体分子は分子間の相互作用が極めて小さいため、自由に激しく分子運動をしている。

　温度が等しいということは、分子の持っている運動エネルギーが等しいということである。それぞれの分子が持っている運動の可能性（例えば、並進運動、回転運動、振動など）を自由度といい、その自由度ごとに等しいエネルギーが分配される。単原子分子気体であれば、並進運動の 3 次元座標における自由度 3 のみであるが、2 原子分子気体であれば、これに重心を中心とした回転運動と中心軸上の振動の自由度が加わり合計で自由度は 5 となる。

　高温の物体から低温の物体へ自然に熱が伝わり、全体が等しい温度になると熱の移動はなくなる（この状態を熱平衡状態という）。熱平衡状態にあるとしても、個々の分子はそれぞれ異なる運動エネルギーを持っている。分子の集団を考えると、エネルギーが低い分子ほど多く存在し、エネルギーの高い分子ほど少ししか存在しない。温度が高いと高いエネルギーを持つ分子の割合が増え、温度が低いと低いエネルギーを持つ分子の割合が増える。

■ 比熱

　物質 1 g の温度を 1 度上昇させるのに必要な熱エネルギーを（質量）比熱という。比熱が大きい物質は温めにくく冷めにくい。分子運動の自由度を多く持っている物質は、全ての可能性に対して等しいエネルギーを分配しようとするため、比熱は大きくなる。物体の温度を 1 度上昇させるのに必要な熱エネルギーを熱容量という。熱容量は物質の比熱と、物体の質量の積で与えられる。水の比熱が 4.19 J/（g·K）であるのに対して、人体

の平均の比熱は 3.56 J/(g·K) と少し小さい（**4.2 節**参照）。物質 1 モルの温度を 1 度上昇させるのに必要な熱エネルギーはモル比熱という。

練習 4.1

体重 60 kg の人の熱容量を求めよ。

（3）── 熱伝導とフーリエの法則

固体などで、分子運動のエネルギーが分子の振動や衝突などにより直接伝わっていく現象を、熱伝導という。物質中である方向に一定の熱の流れがある場合、単位時間あたりに移動する熱量（熱流という）は両端の温度差に比例する。これを熱伝導のフーリエの法則という。円筒状の物質中を伝わる熱の流れ J は、両端の温度を T_1, T_2 とすれば、$T_1 - T_2$ に比例する。時間 Δt の間に移動した熱量を ΔQ、円筒の断面積を S、長さを l とすれば、

$$J = \frac{\Delta Q}{\Delta t} = \kappa \frac{S}{l}(T_1 - T_2)$$

と表される（**図 4.3**）。κ は熱伝導率である。熱伝導率（単位は W m^{-1}K^{-1}）は、媒質によって大きく異なり、固体、特に金属で大きく、気体では小さくなる（**表 4.1**）。金属には自由電子があるため、熱を効率的に伝えることができるからである。ここで、$h = \kappa/l$ を熱伝達係数（または $\theta = l/(\kappa S)$ を熱抵抗）といい、熱の伝わりやすさ（伝わりにくさ）を表すために用いる（熱伝達係数の単位は W m^{-2}K^{-1}）。

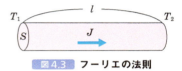

図 4.3 フーリエの法則

表 4.1 熱伝導率

物質	熱伝導率 [W m^{-1}K^{-1}]
水（27℃）	0.612
空気（27℃）	0.0265
アルミニウム	237
皮膚（非常に暖かい）	2.80
皮膚（正常な手）	0.960
皮膚（冷たい）	0.335
皮下脂肪	0.190
血液	0.549

人体物理学、p. 362 他に基づく

■ 対流

流体中の熱の移動は対流によって行われる。流体の内部に温度差がある場合、熱膨張によって密度の不均一が生じ、各部分が異なる浮力を受けることになる。このため、暖かい流体は上昇し、冷たい流体は下降する流れが生じる。これを自然対流という。これに対して、外部から強制的に流体の流れを起こして熱を強制的に移動することを強制対流という。

固体表面から強制対流によって放出される熱の流れ J は、時間 Δt の間に移動した熱量を ΔQ、固体表面の温度を T_0、流体の温度を T_a、表面積を A とすれば、熱伝導の式と同様な形で、

$$J = \frac{\Delta Q}{\Delta t} = hA(T_0 - T_a)$$

と表される。h は対流熱伝達係数（W m^{-2}K^{-1}）である。熱伝導による熱の流れと対流による熱の流れは同じ式なので、一緒に扱うことが多い。

（4）── 熱放射とエネルギー

　熱の伝わり方の中で、熱放射だけは特別な機構によっている。伝導や対流が起こるためには、分子が接触しているか、分子によって空間が満たされていなければならない。しかし熱放射によって熱が移動するとき、その途中に物質が存在する必要はなく、真空中であっても熱の移動は起こる。

　燃えている炭など高温の物体は赤く光る。もっと高温の物体になると白く光るようになる。熱放射とは、高温の物体がその温度に応じて電磁波（光）を放射することで熱エネルギーが移動していく現象である。白熱電球や太陽の光に当たると暖かいのは、熱放射のためである。白熱電球や太陽の光は広い波長分布（スペクトル）を持つことが知られている（**7.1 節**参照）。

　一般に、黒くてつやのない物体は良く電磁波を吸収・放出する。このことを理想化して、外部から受けた電磁波を全て吸収する仮想的な物体を黒体（完全黒体）という。黒体からの熱放射のエネルギーは黒体表面の絶対温度 T_0 の 4 乗に比例（ステファン–ボルツマンの法則）して大きくなる。表面積 A から、単位時間あたりに放出されるエネルギーは、周囲の絶対温度を T_a として、

$$J = \frac{\Delta Q}{\Delta t} = \varepsilon \sigma A (T_0{}^4 - T_a{}^4)$$

で表される。ここで、$\sigma = 5.67 \times 10^{-8}$ ［$\mathrm{W\,m^{-2}\,K^{-4}}$］はステファン–ボルツマン定数、$\varepsilon$ は放射率である。高温の黒体ほど大きなエネルギーを放射している。理想的な黒体では放射率 1 であるが、人の皮膚や衣服からの赤外線放射率は 0.95 として計算する。

　7.1 節で述べるように、黒体からの熱放射による放射エネルギー密度が最大になる波長 λ_m と絶対温度 T との間には、$\lambda_m T = 2.90 \times 10^{-3}$ ［$\mathrm{m \cdot K}$］（ウィーンの変位則）という関係がある。

> **練習 4.2**
>
> 　体表面の温度が 310 K、周囲の温度が 290 K であるとき、表面積を 1.8 m² として、裸体の人体表面から放射されるエネルギーを求めよ。

（5）── 自由エネルギーと変化の進む方向

■ 熱力学第 2 法則

　熱が高温の物体から低温の物体へと移動したり、物質が拡散したりする現象は、決して逆向きには起こらない。外界からエネルギーを与えずに元の状態に戻せる変化を可逆変化といい、外界からエネルギーを与えないと

元の状態に戻せない変化を不可逆変化という。現実に起こる現象は不可逆変化を伴うことが多い。

「他に何の変化も起こさずに、低温の物体から熱を受け取り、高温の物体に与えることはできない（熱は高温の物体から低温の物体へ移動する）。」（熱力学第2法則）

高温の物体は激しく分子運動しているが、衝突によって低温の物体に分子運動のエネルギーが移動していく。一つ一つの分子はいろいろなエネルギーを持っているから、1回の衝突によるエネルギーの移動の向きは定まらないが、全体で見ると、高いエネルギーを持った分子の多い高温の物体から低いエネルギーを持った分子の多い低温の物体へ熱が移動することになる。また、熱から仕事を取り出すとき、高温から低温への熱の移動が必要なため、熱を100％仕事に変換することはできない。

■ エントロピー

熱力学第2法則を定量的に表現してみよう。高温 T_H の物体から低温 T_L の物体へ ΔQ の熱が移動する場合（図4.4）、両方の物体における熱量変化の合計は、

$$-\Delta Q + \Delta Q = 0$$

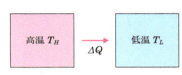

図4.4 熱の移動とエントロピー

となる。これはエネルギー保存則を反映しており、当然成り立つ式である。

ここで、エントロピー変化 $\Delta S = \dfrac{\Delta Q}{T}$ という量を定義しよう。両方の物体におけるエントロピー変化の合計は、

$$-\frac{\Delta Q}{T_H} + \frac{\Delta Q}{T_L} > 0$$

となる（$T_H > T_L$ のため）。すなわち、エントロピー変化の和は常に正であり、全体としてエントロピーは増加する。これをエントロピー増大則という。エントロピーを使った熱力学第2法則の定量的な表現は次のようなものになる。

「エントロピーの合計が増大する変化は自然に起きるが、減少する変化は自然には起きない。」

可逆変化ではエントロピーの合計は不変であるが、不可逆変化ではエントロピーの合計は増加する。ところで、ミクロ的な視点でいうと、エントロピーは分子の取りうる可能性の大きさを表す量である。乱雑さを表す量とも考えられる。温度が上昇するとエネルギー分配のしかたの可能性は増加するので、エントロピーは増大する。また、体積が増加すると分子の位置のとりうる可能性は増加するので、やはりエントロピーは増大する。

拡散とは、狭い領域で発生した物質が濃度の低い領域に自然に拡がっていく現象で、濃度の高い領域から濃度の低い領域への流れが生じる。物質の体積が大きくなることと同じで分子の位置の取り得る可能性が増え、エントロピーは増大するため、拡散は自然に起きる。

■ 自由エネルギー

エンタルピーが減少（$\Delta H < 0$）する変化や、エントロピーが増大（$\Delta S > 0$）する変化は自然に進む可能性がある。エントロピーは

（エントロピー）＝（エネルギー）/（温度）

という次元を持っているので、温度を掛けるとエネルギーになる。そこで、自由エネルギーという状態量を定義する。生体のように圧力・温度一定（$\Delta P = \Delta T = 0$）の条件では、自由エネルギーの変化を、

$$\Delta G = \Delta H - T \Delta S$$

と表す。これをギブズの自由エネルギーという。$\Delta H < 0$ または $\Delta S > 0$ のときに、$\Delta G < 0$ となるように符号が定められている。

自由エネルギーが減少する（$\Delta G < 0$）変化は発エルゴン反応といい、自然に進む可能性がある。自由エネルギーが増加する変化は吸エルゴン反応といい、自然に進むことは決してない。可逆反応などで反応が進むとき、自由エネルギーが極小値（$\Delta G = 0$）になると変化（反応）の進行は止まる。この状態を化学平衡という。自由エネルギー変化（$\Delta G < 0$）の大きさはその変化によって外部に取り出せる最大の仕事（$W > 0$）の大きさである。

溶液の場合は、濃度変化が重要である。希薄溶液を考えると、濃度が低いほど溶質分子の占める体積が大きくなるので、エントロピーが増大する。濃度 C mol/L の希薄溶液に含まれる溶質 1 mol のエントロピーは、濃度の基準を 1 mol/L に取れば、$-R \log_e C$ で表され、溶質 1 mol 当たりの自由エネルギーは、

$$\Delta G = \Delta G_f^0 + RT \log_e C$$

の形となる。ここで ΔG_f^0 は標準生成自由エネルギー、R は気体定数である。

■ 水の蒸発

固体が溶けて液体になるときに必要なエネルギーを融解熱といい、液体が気化して気体になるときに必要なエネルギーを蒸発熱という。水を例に取ると、0℃で氷が溶けて水になるときは 334 J/g の融解熱を必要とし、100℃で水を水蒸気に気化させるには 2.26×10^3 J/g、25℃のときは 2.44×10^3 J/g（＝580 cal/g）の蒸発熱を必要とする。

水が蒸発する変化は吸熱変化でエンタルピーは増加するから、常温では自然には起こらないように思えるが、水蒸気分子が拡散することによりエントロピーが増大し、全体の自由エネルギーは減少するので、この変化は自然に起こる。

練習 4.3

100 ℃の水 1 g が蒸発して 100 ℃の水蒸気になる変化において、水の
エントロピー変化を求めよ。

4.2 体温

解決すべき疑問 4.2

体温はどのようにして決まるのか、どのようにして測るのか、考えてみよう。

（1）── 熱エネルギーと体温

　物体の温度を一定に保つためには、物体に加えた熱（内部で発生した
熱）から物体が放出した熱や仕事を差し引いたものが 0 でなければなら
ない。人体でいえば、

$$貯熱量＝熱産生量－（伝導性放熱量＋対流性放熱量＋放射性放熱量$$
$$＋蒸発性放熱量＋外部への仕事）＝0$$

という関係式が成り立っているとき、体温は一定である。貯熱量が正のと
きには体温は上昇し、負のときには下降する。

　物体の温度変化 ΔT は、その物体に加えられた正味の熱（貯熱量）Q、
物体の比熱 C、物体の質量 m を使って、$\Delta T = \dfrac{Q}{Cm}$ と表せる（ここで Cm
は熱容量）。人体の比熱は水の比熱より少し低く、**表 4.2** に示すとおりで
ある。

　人体の熱産生量は、基礎代謝量や運動時代謝量などのエネルギー代謝量
から見積もる。食品から摂取されたエネルギーは体内に一旦貯蔵され、必
要に応じて生命活動に利用される。ただし、機械的仕事をする場合などの
人体のエネルギー効率は低いため、大部分は熱産生のエネルギーとなる。
効率よく放熱することで、体温を一定に保つことが可能になる。

■ 体温

　哺乳類や鳥類などは、環境温度が変化しても体温が常に一定に保たれて
いるので、恒温動物と呼ばれる。人体の内部で行われる化学反応は、温度
が高いほど反応が促進されるが、酵素の働きには至適温度があり、その範
囲に体温を保つことが必要となる。また、高温ではタンパク質が変性して
しまうため、やはり体温を一定に保つことが必要になる。

表 4.2　人体の比熱

物質	比熱 [J/(g・K)]
水（15℃）	4.19
皮膚	3.77
皮下脂肪	2.31
筋肉（生体）	3.75
骨（平均）	1.59
心臓（摘出）	3.72
脳（切除）	3.68
身体全体（平均）	3.56
空気（20℃）	1.01

人体物理学、p. 362 他に基づく

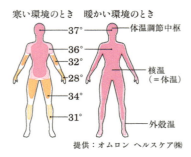

図4.5 体内温度の分布

人の体温は場所によって異なる。脳や心臓・肝臓などの深部組織（コアという）では、環境温度に関わらずその温度が一定（37℃）に保たれているのに対し、皮膚・皮下組織などの表層組織（シェルという）は環境温度によってその温度が変化する。コアの温度を中核温（または深部体温）とよぶ。シェルの厚さは環境温度によって変化する。環境温度が高いときシェルは薄くなり、外界への熱放散が増える。環境温度が低いときシェルは厚くなり、熱放散を低下させる。

中核温がほぼ一定に保たれているのに対して、シェルの温度（外殻温）は環境や運動によって著しく変化し、大きな温度勾配を持つ。図4.5に見るようにシェルの領域の広さも環境温度によって変化して、特に手足において顕著である。

皮膚表面の温度を皮膚温という。皮膚表面付近では、体内から外界へ向かって大きな温度勾配がある。定常状態においては、皮膚内組織から皮膚への熱の移動量と皮膚から外界への熱放散量は一致していなければならず、皮膚温の調節は体温調節の重要な要素である。

体温測定は、直腸温、口腔温（舌下）、腋窩温（ワキの下）で行う。直腸温に対して、口腔温は0.4〜0.6℃低く、腋窩温は0.8〜0.9℃低い。体温は1日の内で規則的に変動している。朝、目覚めた直後の体温は基礎体温といい、1日で最も低い。午後、体温は最も高くなる。また、成人女性はホルモンの作用により月経周期によって基礎体温が変動することが知られている。

人体を簡単な熱的モデルで扱う場合は、平均体温を定義する必要がある。平均体温は平均皮膚温T_sと直腸温T_rを重み付けして平均したもので、寒冷時や常温時はT_sとT_rを1：2、暑熱時は1：4の重み付け比率で平均する。平均皮膚温は身体の各部の皮膚温（例えば7ヵ所）をそれぞれが代表する部分の表面積で重み付けして平均したものである。

（2） 体温計

体温測定に用いられる体温計には以下のような種類がある。

■ 水銀体温計

液体温度計の一種（図4.6）。ガラス管の中に金属水銀を封入し、熱膨張によって水銀の体積が変化するのを目盛りで読み取る。温度が下がっても水銀の液面が元に戻らないように、ガラス管の途中に留点と呼ばれるくびれがある。水銀は有害物質であるため、最近使われなくなった。

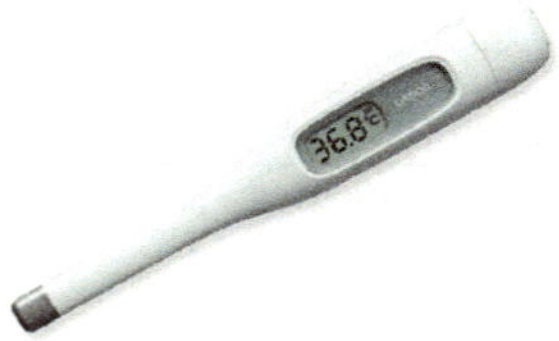

図4.6 水銀体温計

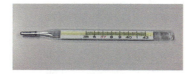

図4.7 電子体温計

■ 電子体温計

抵抗温度計の一種（図4.7）。温度検出に用いられるサーミスターは半

導体で、温度の変化に伴って電気抵抗が大きく変化するという性質を持つ。電気回路に組み込んで、温度に換算した数値を取り出すことができる。電子体温計には実測式と予測式がある。実測式ではセンサーの温度をそのまま表示するため、測定に時間がかかるが精度は良い。予測式はセンサーの温度上昇から到達温度を予測するため、短時間で測定ができるが誤差を生じやすい。

■ 耳式体温計

赤外線温度計の一種（**図 4.8**）。鼓膜はコアである脳に近く、熱放射によって温度に応じた遠赤外線を放出している。耳に赤外線センサーを入れ、鼓膜からの熱放射を測定することで温度に換算する。非接触型の体温計であり、測定時間も短くてすむが、鼓膜からの赤外線放射を直接捉えていないと誤差を生じる。

■ サーモグラフィー

耳式体温計と同様に、人間の皮膚からの熱放射を測定する。皮膚の表面温度（皮膚温）は 300 K 程度なので、波長 10 μm 程度の赤外線を熱放射している。皮膚の場所によって表面温度が異なると、その場所から熱放射される光の波長や強度もわずかに異なる。その違いによって皮膚の表面温度の分布を求め、2 次元画像で視覚化したのがサーモグラフィーである（詳しくは **9.6 節**を参照）。

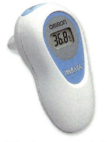

提供：オムロン ヘルスケア㈱
図 4.8 耳式体温計

■ 体温計の温度変化

熱伝導によって人体から体温計に熱が伝わる場合、熱の流れ J は皮膚の温度 T_1 と体温計の温度 T の温度差に比例するため、初めは大きな熱の流れが生じるが、温度差が小さくなるにつれて、熱の流れも小さくなる。時間 Δt の間に ΔQ の熱量が移動したとすればフーリエの法則より、

$$J = \frac{\Delta Q}{\Delta t} = \frac{1}{\theta}(T_1 - T)$$

と表せる。ここで、θ は熱抵抗である。体温計の熱容量を C、体温計の温度変化を ΔT とすれば、$\Delta Q = C \Delta T$ であるから、

$$\frac{\Delta T}{\Delta t} = \frac{1}{C\theta}(T_1 - T)$$

と表せて、解は $T_1 - T = (T_1 - T_0)e^{-t/C\theta}$ のように指数関数で表される。ここで T_0 は体温計の初期値である。体温計の指示値は初め急速に T_1 に近づくが、次第に変化は緩やかになる（**図 4.9**）。$C\theta$ は時間の次元を持ち、測定に必要な時間の目安を表すことから、時定数と呼ばれる。

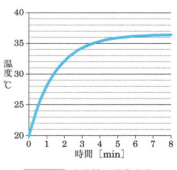

図 4.9 体温計の温度変化

（3）── 体温の調節

恒温動物は体温を一定に保つしくみを持っている。間脳の視床下部に温熱中枢と寒冷中枢があり、両者の作用によって体温が維持されている。皮膚などに温受容体と冷受容体があり、前者は皮膚温30℃以上で、後者は35℃以下で興奮して、自律神経やホルモンを刺激し、体内の熱産生や熱放散を制御している。

寒冷刺激が寒冷中枢にもたらされると、体内では以下のような調節が行われる（図4.10）。

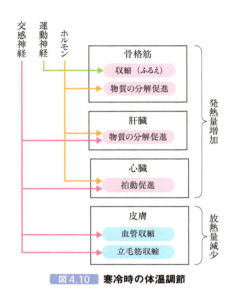

図4.10　寒冷時の体温調節

1. 交感神経からの刺激やホルモンを介在して、心臓の拍動は促進されて血流量が増加し、肝臓では物質の分解が促進され、骨格筋の収縮によるふるえなどで、体内の熱産生が増大する。
2. 交感神経からの刺激によって血管や立毛筋が収縮し、体外への熱放散が減少する。

一方、温熱刺激がもたらされると、体内では以下のような調節が行われる。

1. 心臓の拍動や肝臓での物質の分解が抑制され、体内の熱産生が減少する。
2. 副交感神経からの刺激による発汗の増加や、交感神経からの刺激の減少による血流の変化や立毛筋の弛緩などで、体外への熱放散が増加する。

運動時には、筋の熱産生が増加するのに対して、熱放散はすぐには増加しないため、貯熱量が増加して体温が上昇する。時間が経過して熱放散が充分行われるようになっても、体温の上昇は維持される。また、細菌など

の発熱物質が体内に入ると体温が上昇する。いずれも体温調節は機能しており、設定温度（セットポイントという）が上昇したものと考えられる。

4.3　人体における熱産生

解決すべき疑問　4.3

人体においてどれだけの熱が発生しているか、どのようにして発生しているか、考えてみよう。

この節では、エネルギーの単位として cal を用いている。栄養学の分野では、伝統的に cal が使われているためで、1 cal＝4.19 J で換算できる。

（1）── 栄養とエネルギーの貯蔵

人間のエネルギー源は、食品から摂取する栄養素によるものである。糖質、脂質、タンパク質を3大栄養素というが、それぞれ1gを燃焼させたときの熱量は、糖質とタンパク質が 4.1 kcal、脂質が 9.3 kcal（ルブナー係数）である。食品によっては、必ずしも全て燃焼できるわけではないので、正確には食品成分表で調べる必要がある。簡単には、糖質、タンパク質を 4 kcal、脂質を 9 kcal（アトウォーター係数）として計算することが多い。体内のエネルギー源は、ATP（アデノシン三リン酸）が加水分解して ADP（アデノシン二リン酸）になる、次の反応によって取り出される（ここで、P_i は正リン酸である）。

$$ATP + H_2O \rightleftarrows ADP + P_i + H^+$$

したがって、エネルギーの観点から見れば、食品から効率的にエネルギーを取り出し、また貯蔵し、必要なときに ATP を生成する仕組みになっている。例えば、骨格筋では筋肉がおよそ8回収縮する分の ATP を持っており、これ以外にクレアチンリン酸の形でエネルギーを貯蔵していて、必要に応じて ATP のエネルギーに変換して使うことができる。

糖質（炭水化物）は主にグルコースに分解される。グルコース 1 mol が燃焼して放出する自由エネルギーは 686 kcal である。ADP 1 mol から ATP 1 mol を生成するときの自由エネルギー変化は最小で＋7.3 kcal であるが、実際の細胞の条件では 12 kcal 程度である。グルコース 1 mol からは、酸素が十分に供給される好気呼吸の場合 ATP が 30～32 mol 得られる（解糖系で 2 mol、クエン酸回路で 2 mol、電子伝達系で 26～28 mol の合計。電子伝達系を 34 mol として合計 38 mol とする資料も多

い）ので効率は50％程度であり、残りは熱となる。無酸素の嫌気呼吸の場合はATPが2 mol得られる（解糖系で2 molのみ）。グルコースは貯蔵できないため、グルコースの重合した高分子であるグリコーゲンの形で肝臓や筋肉に貯蔵されるか、あるいは脂肪に変換されて貯蔵される（**図4.11**）。

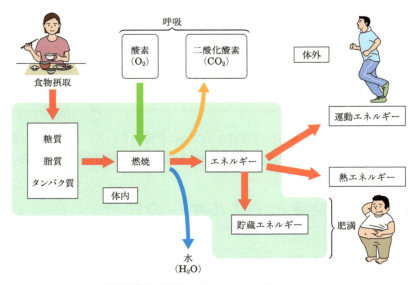

図4.11　栄養素の燃焼とエネルギー（ATP）

脂質（脂肪）の代表的なものは脂肪酸3分子がグリセロール（グリセリン）に結合したトリアシルグリセロールである。脂肪は脂肪酸に分解され、クエン酸回路に入ってATP産生に利用される。炭素鎖16のパルミチン酸の場合、1 molの脂肪酸からATPが106 mol取り出せる。脂肪酸は貯蔵できないので、脂肪に再合成されて貯蔵される。また、タンパク質はアミノ酸に分解されるが、骨格筋中のアミノ酸は肝臓に送られてグルコースに変換され、骨格筋に運ばれてATP産生に用いられることがある。エネルギー源としての利用は少なく、持続的な運動をしているときで全エネルギーの5～10％を供給するに過ぎない。

（2） エネルギー代謝

■ 基礎代謝量（BM）

人間が生命活動を維持するのに最低限必要な1日あたりの熱エネルギーを基礎代謝量BM（Basal Metabolism）という。基礎代謝とは、「食後12～13時間後、中間温環境下で、仰臥安静、覚醒状態で測定した代謝」であり、心臓の拍動、呼吸、体温保持など生命維持に最低限必要なエネルギー代謝のみを含み、消化・吸収、運動によるエネルギー代謝は含まない。基礎代謝量は体表面積に比例すると考えられるので、単位表面積あたりの

表 4.3　日本人の基礎代謝量

年齢	男			女		
	体重 [kg]	基礎代謝 基準値 [kcal/kg /day]	基礎代謝量 [kcal/day]	体重 [kg]	基礎代謝 基準値 [kcal/kg /day]	基礎代謝量 [kcal/day]
18〜29	63.2	24.0	1520	50.0	22.1	1110
30〜49	68.5	22.3	1530	53.1	21.7	1150
50〜69	65.3	21.5	1400	53.0	20.7	1100

「日本人の食事摂取基準（2015 年版）策定検討会」報告書、p. 66 に基づく

数値を考えると、日本人成人男子では 34〜38 kcal/(m^2·hr)、同女子では 32〜35 kcal/(m^2·hr) である。体表面積 S [m^2] は、体重 W [kg]、身長 H [cm] より、$S = 0.00725 \times W^{0.425} H^{0.725}$ で概算できる。

　最近では、簡単のために、体重を基準として基礎代謝量を示すことが多くなった。**表** 4.3 に示すとおり、体重に基づく基礎代謝基準値は 20〜24 kcal/(kg·day) 程度であり、平均的な基礎代謝量は、成人男子で 1400〜1500 kcal/day、成人女子で 1100〜1200 kcal/day である。

　例　人間の基礎代謝による熱放射を単位時間あたりのエネルギー（仕事率という）に換算してみよう。基礎代謝を 1200 kcal/day とすると、1 cal＝4.19 J より仕事率が求められる。

$$\frac{1200 \times 10^3 \times 4.19}{24 \times 60 \times 60} = 58 [\mathrm{W}]$$

　睡眠時のエネルギー代謝は基礎代謝よりおよそ 6〜8 ％小さくなる。また、発熱時には体温 1 ℃の上昇に対してエネルギー代謝が約 13 ％増加するといわれている。

　基礎代謝における熱産生の臓器による内訳は、肝・脾・消化器が 30 ％、骨格筋が 25 ％、脳と脊髄が 18 ％、心臓と呼吸筋が 16 ％、腎が 6 ％、その他が 5 ％である。

■ エネルギー代謝率（RMR）

　安静にしているときのエネルギー代謝量は基礎代謝量に比べて少し大きい。安静時代謝量と基礎代謝量の比は、成年男子で 1.25、成年女子で 1.15 である（平均すると 1.2）。これは、生命維持に加えて、一定の姿勢を維持するための筋肉の緊張などのエネルギーを含んでいる。

　運動時のエネルギー代謝量は運動の激しさに応じてさらに大きくなる。エネルギー代謝率 RMR（Relative Metabolic Rate）は、

$$\mathrm{RMR} = \frac{（運動時代謝量）-（安静時代謝量）}{（基礎代謝量）}$$

で定義される。また、運動時代謝量を安静時代謝量の何倍かで表した

表 4.4 いろいろな作業時のエネルギー代謝率（RMR）

日常生活と運動の種類	RMR	日常生活と運動の種類	RMR
休息・談話（座位）	0.2	急ぎ足（通勤）	3.5
食事	0.4	ハイキング（山地）	4.5
机上事務（OA機器）	0.6	ダンス（活発な）	5.0
乗り物（立位）	1.0	ジョギング（120 m/min）	6.0
ゆっくりした歩行	1.6	縄とび（60〜70回/min）	8.0
自転車（普通の速さ）	2.0	筋力トレーニング（平均）	9.6
入浴	2.3	ランニング（200 m/min）	12.0

日本人の栄養所要量、p. 62 に基づく

METs（Metabolic Eqivalents）という単位も使われることがある。

$$\text{METs} = \frac{（運動時代謝量）}{（安静時代謝量）}$$

両者の間には、RMR = 1.2 × (METs − 1) という関係がある。

エネルギー代謝率で表すと、1.0〜2.5 は弱い運動、2.5〜6.0 は普通の運動、6.0 以上は強い運動に分類される（**表 4.4**）。基礎代謝量に対する増加分はおもに骨格筋での熱産生による。運動によるエネルギー消費量は、その運動のエネルギー代謝率と継続時間から求められる。

■ 必要エネルギー量

生活習慣病の食事療法では、1 日の必要エネルギー量を求めて、それに見合った食事を摂取することが勧められる。この場合の必要エネルギー量を求めるには、まず身長に対応した標準体重を求め、生活活動の強度を考慮してエネルギー代謝量を求める。

標準体重 W［kg］は、BMI を 22 とすれば、身長 L［m］に対して $W = 22 \times L^2$ で求められる。体重 1 kg あたりのエネルギー量基準値を、安静にしている人で 20〜25 kcal/kg/day、軽労働をしている人で 25〜30 kcal/kg/day、中労働をしている人で 30〜35 kcal/kg/day、重労働をしている人で 35〜45 kcal/kg/day として、1 日あたりの必要エネルギー量を計算することができる。

練習 4.4

身長 180 cm の 20 歳男性の標準体重を求め、基礎代謝量を概算してみよ。

練習 4.5

基礎代謝量が 1500 kcal/day の人が、自転車に 1 時間乗ったときの消費エネルギーを求めよ。

（3）── 運動とエネルギー消費

■ 無酸素運動と有酸素運動

骨格筋の収縮時にどのような形でエネルギーが供給されるかを考えてみよう。運動開始時、および激しい運動時には、好気呼吸に必要な酸素の供給が間に合わないため、筋繊維中のクレアチンリン酸機構、および筋や肝臓に貯蔵されているグリコーゲンの嫌気呼吸により ATP を産生する。中程度の運動を持続する場合、エネルギー源は主に好気呼吸によって産生される ATP である。運動開始から 20 分経過すると、エネルギー供給はグリコーゲンから 50 %、脂質から 50 % となる。運動が長時間続くと、筋繊維中のグリコーゲンが減少し、疲労感が起きるといわれる。

体内には**表 4.5** で示すような形でエネルギーが貯蔵されているといわれる（体重 65 kg、体脂肪 12 % の人）。短時間の激しい運動は無酸素運動と呼ばれ、筋肉内のクレアチンリン酸や貯蔵グリコーゲンからエネルギーが供給される。これに対して長時間の持続的な中程度の運動は有酸素運動と呼ばれ、糖質や脂質の好気呼吸からエネルギーが供給される。脂肪を燃焼させるためには有酸素運動が必要で、運動の強さは比較的軽いものが良い。

■ 最大酸素摂取量

有酸素運動を行う際に重要な指標が最大酸素摂取量である。これは、心臓と肺が筋肉に O_2 を供給する能力を表す。運動強度を徐々に上げていくと、それにつれて酸素摂取量も増加する。心拍数も運動強度の上昇につれて大きくなる。最大酸素摂取量は個人差が大きいが、一般の健康な人では 35 mL/（kg·min）くらいである。運動の強度はその人の最大酸素摂取量に対して何%の酸素摂取量かで比較すると良い。中程度の運動は最大酸素摂取量の 30〜60 % 程度で行われる。60 % を超えると好気呼吸だけでなく、嫌気呼吸によるエネルギー産生機構が働き始めるとともに血液中の乳酸が増加する。

表 4.5 エネルギーの体内蓄積量

物質	量 [g]	エネルギー [kcal]
糖質		
肝臓グリコーゲン	110	451
筋肉グリコーゲン	500	2,050
体液中グルコース	15	62
糖質合計	625	2,563
脂質		
皮下および内臓脂肪	7,800	73,320
筋肉内脂肪	161	1,513
脂質合計	7,961	74,833

人体物理学、p. 336

62　第**4**章　熱とエネルギー代謝

4.4　人体における熱放散

解決すべき疑問　4.4

人体においてどれだけの熱が放出されているか、どのようにして放出されているか、考えてみよう。

（1）—— 皮膚からの熱放散

　　人間が機械的仕事をする際の効率はかなり低い。一般的なサイクリングで効率が 19 %、トロッコを押す作業で 17 %、砂を掘る作業では 3 % に過ぎない[*]。であるとすれば、運動時の代謝エネルギーのほとんどは熱となる。もちろん、安静時の代謝エネルギーも熱となる。

[*] 人体物理学、p. 357

　　人体からの熱放散は次の 3 つの過程で行われる。皮膚表面からの熱放射、身体周囲の空気の対流や伝導、汗や呼吸による水の蒸発の 3 つである。環境温が 26 ℃ 以下のときは皮膚からの熱放散が多いが、30 ℃ 以上では蒸発による熱放散が急激に増加する。実際にそれぞれモデル化してみよう。

■ 熱放射

　　人の皮膚から熱放射によってエネルギーが放出されるとともに、環境の熱放射によるエネルギーを吸収している。体表面積を 1.85 m²、放射率を 0.95、皮膚温 T_s を 33 ℃ = 306 K、環境温 T_a を 21 ℃ = 294 K とすれば、ステファン–ボルツマンの法則により、裸体からの時間あたりの正味のエネルギー損失は、

$$\frac{\Delta Q}{\Delta t} = 0.95 \times 5.67 \times 10^{-8} \times (306^4 - 294^4) \times 1.85 = 129\,[\mathrm{W}]$$

と求められる。実際には衣服を着ているため、熱放射が遮られることがある（次項参照）。

　　熱放射は絶対温度の 4 乗に比例するが、$T_s^4 - T_a^4 \approx 4T_s^3(T_s - T_a)$ と近似すれば、そのエネルギー損失は対流や熱伝導と同様に皮膚温と環境温の温度差に比例するものとして扱える。上記の条件での熱伝達係数を求めると、$h = 6.2\,[\mathrm{W\,m^{-2}\,K^{-1}}]$ と見積もられる。

■ 対流と熱伝導

　　対流による熱損失は、無風状態で普段着を着ていても熱伝達係数が $h = 2.7\,[\mathrm{W\,m^{-2}\,K^{-1}}]$ と見積もられている。無風状態であっても、身体の周囲で暖められた空気による自然対流が起こるためである。裸体で風速 v

[m/s] のときは風速とともに増加して $h = 8.3\sqrt{v}$ [W m^{-2} K^{-1}]（ただし v が 0.1～5 m/s）と表される。体表面積を 1.85 m^2、皮膚温を 306 K、環境温を 294 K として、裸体で風速 0.1 m/s の場合のエネルギー損失は、

$$\frac{\Delta Q}{\Delta t} = 8.3 \times \sqrt{0.1} \times 1.85 \times (306 - 294) = 58 \,[\text{W}]$$

となる。裸体の場合は、風速が 1 m/s くらいあるとエネルギー損失が大きくなり寒く感じる。

　熱伝導はどのような衣服を着ているかで大きく変わってくる。熱伝達係数の逆数を面積で割ったものを熱抵抗（断熱率）といい、熱抵抗が高い衣服を着ていると、エネルギー損失が少なくなる。次項で定義する 1 clo の衣服を着用している場合、衣服を通しての熱伝導・対流・熱放射によるエネルギー放出量は 1 m^2 あたり 44 W と見積もられる。

（2）── 衣服による調節

　外部環境が変化しても、衣服を変えることによって快適な環境を獲得することは可能である。人間が快適と感じる環境は、衣服最内部において、温度 32 ± 1 ℃、湿度 50 ± 10 %、気流 25 ± 15 cm/s の範囲であるといわれる。外界の環境条件、それに着衣する人の熱産生量・放熱量に応じて、衣服の素材・構造・着衣量などを調節することで快適な環境を実現できる。

　衣服の熱的な効果を左右するのは、まずその材料・素材としての諸性質である。

■ 含気性
　羊毛 100 % の衣服は暖かいといわれる。それは羊毛繊維が多くの空気を包み込むことができる（含気性）からで、繊維自体の熱伝導率が高くても、空気の熱伝導率は低いので含気性が高ければ断熱効果は高くなる。人工繊維では、糸にカールや縮れを施したり、中空にしたりして空気を取り込むなどの工夫によって、含気性を高めた材料が作られている。

■ 通気性
　通気性は対流によって布地を通して空気が通過する性質のことで、夏には通気性のよい衣服が涼しく、冬には通気性の低いものを一番外側に着ると暖かく感じる。布地の通気性は糸の太さと密度により変化する。襟を開けると内部の暖められた空気が自然に排出され、袖や裾を開けると歩行や身体の動きによって強制的に換気が行われる。

■ 吸湿性・放湿性・透湿性
　次項で述べるように、皮膚からは 1 時間あたり約 25 g（1 日あたり約

600 ml）の水蒸気が放散している。衣服は水蒸気を吸収して（吸湿性）徐々に放出する（放湿性）か、または透過させ（透湿性）る。

■ 着衣時の熱抵抗

着衣時の皮膚表面から環境への熱移動を考えてみよう。皮膚表面から着衣外表面までの熱移動のしにくさを表すのに（単位断面積あたり）熱抵抗（I_{cl}）を用いる。I_{cl} は衣服全体の熱抵抗である。通常の環境では衣服の周囲には空気層があり、着衣外表面から環境までの間にも空気層の熱抵抗（I_a）がある。皮膚表面から着衣を通して環境までの間の熱抵抗（I_t）は、

$$I_t = I_{cl} + \frac{I_a}{f_{cl}}$$

のように両者の和で書ける。ここで f_{cl} は着衣時の全表面積と裸体の表面積の比で、着衣時に表面積が大きくなる効果を取り除くためのものである。体表面積を A、皮膚温度を t_{skin}、環境温度を t_{air} として、単位時間あたりの放熱量は、

$$\frac{\Delta Q}{\Delta t} = \frac{A}{I_t}(t_{skin} - t_{air})$$

の形で表せる。

■ 熱抵抗（クロー値）

衣服の保温性を表現する単位として、クロー値（clo 値）がある。1 clo の衣服とは、気温 21 ℃、湿度 50 %、気流 0.1 m/s の環境で、椅子に静かに座った人が暑くも寒くもないと感じる衣服の保温性として考えられた。1 clo を熱抵抗 I_{cl} の単位として定義する。皮膚温を 33 ℃、気温は 21 ℃、気流は 0.1 m/s、椅子に静かに座った人の単位表面積あたりのエネルギー代謝量を 50 kcal/(m²·h) として、そのうち 76 % が衣服を通して伝導、対流、放射によって放熱されると考える。皮膚表面から環境までの熱抵抗 I_t は、

$$I_t = \frac{33 - 21}{50 \times 0.76} = 0.32 \, ℃·m²·h/kcal (= 0.275 \, ℃·m²/W)$$

と見積もられる。上記の条件では、I_a/f_{cl} は 0.14 ℃·m²·h/kcal（= 0.120 ℃·m²/W）と見積もられるため、1 clo = 0.32 − 0.14 = 0.18 ℃·m²·h/kcal（= 0.155 ℃·m²/W）と算出される。

■ 有効着衣熱抵抗

実際にいろいろな衣服の組み合わせについての熱抵抗（clo 値）が測定されている（**表** 4.6）。簡単に推定するためには、単一衣服の有効着衣熱抵抗をもとに、組み合わせ衣服の全熱抵抗を見積もる方法が便利である。この場合、同じ材質であっても有効着衣熱抵抗は被服面積によって異なり、被服面積（%）にほぼ比例した値となる。**図** 4.12 にあるように組み

4.4 人体における熱放散

表 4.6 代表的な衣服の有効着衣熱抵抗

衣服名	I_{cl} [clo]	衣服名	I_{cl} [clo]
下着		セーター	
パンティ	0.03	ベスト	0.12
ブリーフ	0.04	薄手セーター	0.20
ももひき	0.10	通常のセーター	0.28
Tシャツ	0.09	厚手セーター	0.35
長袖シャツ	0.12	ジャケット	
シャツ、ブラウス		軽い夏物ジャケット	0.25
半袖シャツ	0.15	ジャケット	0.35
軽い長袖シャツ	0.20	屋外着	
通常の長袖シャツ	0.25	コート	0.60
軽い長袖ブラウス	0.15	ダウンジャケット	0.55
ズボン、スカート		パーカーコート	0.70
半ズボン	0.06	雑	
軽いズボン	0.20	ソックス	0.02
通常のズボン	0.25	厚手くるぶしソックス	0.05
夏物スカート	0.15	靴 (薄いソール)	0.02
冬物スカート	0.25	靴 (厚いソール)	0.04
		手袋	0.05

ISO 9920、p. 46 に基づく

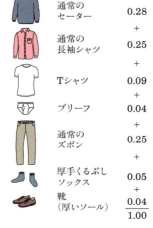

図 4.12 有効着衣熱抵抗による計算

合わせ衣服の全熱抵抗 I_{cl} は、単一衣服の有効着衣熱抵抗 $I_{cl}(j)$ を加算して簡単に求めることができる。

$$I_{cl} = \sum_j I_{cl}(j) = I_{cl}(1) + I_{cl}(2) + \cdots$$

このように有効着衣熱抵抗を用いた表現とすれば、体表面積を考えなくとも衣服の断熱効果を評価することができる。図 4.12 の (a) は暑い気候に適した服装 (計 0.29 clo)、(b) は普通の気候に適した服装 (計 1.00 clo) の例である。

> **練習 4.6**
>
> 気温 21 ℃のとき 1 clo の服装で快適な人は、気温が 7 ℃になったら何 clo の服装が必要か。ただし、衣服を通しての熱放散量や空気層の熱抵抗 I_a/f_{cl} は 21 ℃のときと同じとせよ。

(3) 蒸発と呼吸

発汗が全くなくても、皮膚からの蒸発および呼吸での水蒸気放出により成人で 1 日あたり約 900 mL の水分蒸発がある。25 ℃における蒸発熱は 2.44×10^3 J/g なので、単位時間あたりエネルギー放出量に換算すると、

$$\frac{\Delta Q}{\Delta t} = 2.44 \times 10^3 \times \frac{900}{24 \times 60 \times 60} = 25 \text{ [W]}$$

と見積もることができる (ただし、一日中一定とした)。

暑熱時あるいは運動時に発汗が見られる。発汗量は最大で毎分 20 g に
もおよぶことがある。これは単位時間あたりエネルギー放出量にして
800 W にもおよぶ。

呼吸時には、低温の空気を吸って高温の空気を吐く。空気の比熱は
1.0 J/(g·K)、密度を 1.21 g/L として、外気温度と呼気温度の温度差を
15 ℃、換気量を毎分 8 L とすれば、単位時間あたりエネルギー放出量の
見積もりは、

$$\frac{\Delta Q}{\Delta t} = 1.0 \times 1.21 \times \frac{8}{60} \times 15 = 2.4 \, [\text{W}]$$

となって他の放熱経路に比べてずっと小さい。しかし、激しい運動時には
換気量が毎分 200 L にもおよぶことがあるので、その場合には無視でき
ない効果を持つことになる。

練習 4.7

100 mL の発汗によって、体重 70 kg の人の体温は何℃低下するか。
ただし、全身の比熱を 3.56 J/(g·K) とする。

章末問題 4

4.1 なぜ、低温から高温への熱の移動が自然に起こらないのか、分子運動と衝突によるミクロのモデ
ルで説明せよ。

4.2 洗濯物が自然に乾くのはなぜか、説明せよ。

4.3 体重 60 kg、基礎代謝量 1500 kcal/day の人が発生した熱を全く放熱できなかったとすると、1
時間後に体温はどうなるか。ただし、人体の比熱を 0.85 cal/(g·℃) とする。

4.4 皮膚の熱伝導率が 0.335〜2.80 W/(m·K) と環境によって大きく変化するのはなぜか。

4.5 基礎代謝量 1500 kcal/day の人がランニング（200 m/min）するとき、安静時からのエネルギ
ー代謝量の増加分を水の蒸発だけで放熱するとしたら、1 時間に何 g の水を蒸発させる必要があ
るか。

4.6 安静時代謝量が 1500 kcal/day の人と 70 W の電球とを比較して、共通点と相違点を挙げよ。

4.7 自分の 1 日のエネルギー代謝量を概算せよ。

4.8 冬季のオフィスの室温を 20 ℃に設定しようという「ウォーム・ビズ」にふさわしい服装を示せ。

第5章
圧力と循環・呼吸

5.1 圧力・流れの基礎

解決すべき疑問 5.1

この章では、人体における圧力や流れについて学ぶ。血液循環や呼吸はどのようにして行われているか、圧力や流れという視点で理解してみよう。

心臓の拍動による血液の循環や呼吸による酸素の供給は、生命の維持に欠くことのできない重要なものである。このような方向性を持った物質の移動である「流れ」は圧力差によって生じる。液体や気体などの流体の振る舞いを学ぶことにしよう。

（1）── 圧力と流体

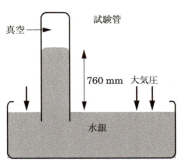

図5.1 トリチェリの実験

単位面積あたりの力の大きさのことを圧力という。例えば、気体が面積 S の壁を力 F で押しているとすれば、圧力は $P = F/S$ と表せる。

圧力の表し方に、絶対圧と相対圧がある。絶対圧とは真空を基準0として表した圧力のことで、真空計や気圧計などで使われる。相対圧とは大気圧を基準0として表した圧力のことで、血圧など体内の圧力はこちらで表す。大気圧（1 atm）は図5.1のように水銀柱を760 mm 持ち上げる力に相当するので、大気圧を760 mmHg と表す。血圧100 mmHg（相対圧）と言えばさらに高い圧力であり、760 + 100 mmHg（絶対圧）に相当することになる。大気圧よりも圧力が大きいものを陽圧といい、大気圧よりも圧力が小さいものを陰圧という。

■ 静水圧

静止した水などの液体による圧力を静水圧という。パスカルの原理によれば、液体の圧力は、液面から同じ深さではどこでも一定である。重力のもとでは、液体にかかる重力によって圧力が決まり、深さが深くなればな

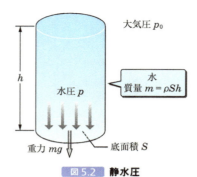

図 5.2 静水圧

るほど、液体の圧力は大きくなる。液体の密度を ρ、重力加速度を g、液体の高さまたは深さを h、大気圧を p_0 とするとき、静水圧は $p = p_0 + \rho g h$ で表される（**図 5.2**）。

液体中に物体を入れると、深さの違いによって物体上面にかかる力と物体下面にかかる力が異なるために、物体には上向きの浮力が働く。浮力の大きさは物体が排除した体積の液体にかかる重力の大きさに等しい。これをアルキメデスの原理という。

■ 大気圧

地表における空気の圧力、すなわち大気圧は、ほぼ 1 atm である。空気の場合も液体と同様に圧力は高さの関数であって、高度が高くなるほど圧力は低くなる。ただし、空気の場合圧力によって体積も大きく変化してしまう。地上での大気圧を p_0 としたとき、高さ h における圧力は、気体 1 モルの質量を M [kg]、気体定数を R、重力加速度を g、絶対温度は T で一定であるとして、

$$p = p_0 e^{-\frac{Mgh}{RT}}$$

で与えられる。実際には高さが変わると温度も変化するため、高さによる依存性はさらに複雑になる。

■ 圧力の単位

標準大気圧（1 atm）は 760 mm の高さの水銀柱にかかる重力を使って表すことができ、1 atm = 760 mmHg である。mmHg の代わりに Torr という単位も使われ、1 mmHg = 1 Torr である。1 kg の物体にかかる重力（1 kgw）が 1 cm² の面積に加わったとすると、その圧力 1 kgw/cm² はほぼ 1 気圧に等しい。

$$\begin{aligned}
1\,\text{atm} &= \frac{(\text{水銀柱の重力})}{(\text{断面積})} \\
&= (\text{水銀柱の高さ}) \times (\text{水銀の密度}) \times (\text{質量あたりの重力}) \\
&= 76\,\text{cm} \times 13.6\,\text{g/cm}^3 \times 1\,\text{gw/g} = 1034\,\text{gw/cm}^2 \\
&= 1.034\,\text{kgw/cm}^2
\end{aligned}$$

水柱の高さを使うと、1 atm = 1034 cmH₂O とも表せる。また、圧力の SI 単位としては [Pa]（パスカル）= [N/m²] が用いられる。重力加速度を 9.8 m/s² として、

$$\begin{aligned}
1.034\,\text{kgw/cm}^2 &= 1.034 \times 10^4 \times 9.8\,\text{N/m}^2 \\
&= 1.013 \times 10^5\,\text{Pa} = 1013\,\text{hPa}
\end{aligned}$$

である（hPa はヘクトパスカルで、1 hPa = 100 Pa）。

5.1 圧力・流れの基礎　69

練習 5.1 ▶

atm、mmHg、kgw/cm²、cmH₂O、Pa の換算表を作ってみよ。

練習 5.2 ▶

空気の分子量を 28.8、絶対温度 273 K、0 m での大気圧を 1013 hPa として、高度 1000 m、2000 m、3000 m における大気圧を求めよ。

（2）── 圧力と人体

　人間の身体には常に大気圧が加わっている。大気圧による力の大きさを見積もってみよう。手のひらの面積を 100 cm² とすれば、手のひら全体にかかる力は 1 kgw/cm² × 100 cm² = 100 kgw と大きな力になる。実際は、反対側（内側）からも同じ力で押し返しているために力がつり合っていて感じないだけである。井戸の水を真空ポンプで汲み出すことを考えてみよう。ポンプ側が真空（圧力 0、大気圧との圧力差 1 atm）だとすれば、1 atm = 1034 cmH₂O であるから、水を 10 m まで引き上げることができる。別の言い方をすれば、大気圧が水を 10 m 押し上げる。このように、気体の圧力差は大きな力を生み出す。

　高層ビルのエレベーターなどで耳が詰まった感じになったり、キーンという音がしたりすることがある。中耳と外耳の圧力に差ができて鼓膜に力が加わるためである。このとき、唾液を飲み込むと直る。耳管が通じて鼓膜内外の圧力差が解消されるためである。体内では**表 5.1** に示すとおり、大気圧よりも高い圧力のところが結構ある。骨格や筋肉など、大きな力が加わるところでは、単位断面積あたりの力（応力という）も非常に大きくなる。

　水中での圧力（静水圧〔水圧〕）は 10 m 潜ると 1 気圧増加することか

表 5.1　体内の圧力

種類	条件	相対圧
動脈圧	大動脈での標準値	80〜120 mmHg
静脈血圧	代表値	3〜7 mmHg
中耳圧	代表値	1 mmHg 以下
眼圧	体液	20 mmHg
脳脊髄圧	脳内、横になった状態	5〜12 mmHg
骨格	大腿長骨、立位	最大 10 atm
膀胱圧	排尿時	20〜40 cmH₂O
胸膜腔内圧	吸息、呼息	−10〜−5 cmH₂O
肺胞圧	吸息、呼息	−1〜+1 cmH₂O

人体物理学、p. 406

ら、10 m で 2 気圧、20 m で 3 気圧、…と増加していく。大きな圧力となっても、外と中の圧力が等しければ身体がつぶれることはない。しかし、水深 20～30 m 程度のダイビングでも浮上速度が速いと減圧症（潜水病）が起こりうる。これは、高圧のもとで体内に溶け込んだ窒素が減圧されたときに体内で気泡となり、体内の循環を妨げるものである。また、登山などで高度が高くなると、空気の密度は低くなる。その分、酸素分圧（混合気体における酸素のみの圧力）も低下していくため、3000 m 以上の高山では、血液中の酸素分圧が低下することによる酸素欠乏となることがあり、高山病と呼ばれる。

（3）── 圧力と流れ

■ 連続の式

気体や液体の定常的な流れにおいては、どの部分においても、単位時間あたりに通過する質量は保存される。A 点と B 点における速さをそれぞれ v_A, v_B、断面積を S_A, S_B、密度は ρ_A, ρ_B とすれば、$\rho_A S_A v_A = \rho_B S_B v_B$（連続の式）となって $\rho S v$ は一定である（図 5.3）。さらに、液体のような非圧縮性の流体では密度 ρ も一定であるから、流れのどの部分においても $S_A v_A = S_B v_B$ となって Sv は一定となる。したがって、流れの速さは断面積に反比例することがわかる。

単位時間あたりに流れる流体の体積を流量といい、流れの激しさを表す量である。Sv は流量であるから、非圧縮性の流体では流れのどの部分でも流量は一定である。

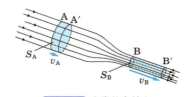

図 5.3　定常的な流れ

■ ベルヌーイの定理

重力下での非圧縮性の流体による定常的な流れを考える。A 点と B 点における圧力をそれぞれ p_A, p_B、速さを v_A, v_B、断面積を S_A, S_B、高さを h_A, h_B、密度は ρ とする。時間 Δt の間に AB 間の流体が A′B′ に移動したとすれば、移動した体積は AA′ の移動については $\Delta V_A = S_A v_A \Delta t$ と表せ、BB′ の移動については $\Delta V_B = S_B v_B \Delta t$ と表せる。圧力と移動した流体の体積の積は流れによる仕事に相当し、この仕事は流体の力学的エネルギーの変化に等しいので、

$$p_A \Delta V_A - p_B \Delta V_B = \frac{1}{2}(\rho \Delta V_B)v_B^2 + \rho \Delta V_B g h_B - \frac{1}{2}(\rho \Delta V_A)v_A^2 - \rho \Delta V_A g h_A$$

となり、連続の式より $S_A v_A = S_B v_B$ であることを用いて整理すると、

$$p_A + \frac{1}{2}\rho v_A^2 + \rho g h_A = p_B + \frac{1}{2}\rho v_B^2 + \rho g h_B$$

となる。従って、流れの任意の位置で、

$$p + \frac{1}{2}\rho v^2 + \rho g h = 一定$$

という関係が成り立つ。これをベルヌーイの定理という。左辺第1項は静圧、第2項は動圧、第3項は重力による静水圧を表す。この関係は粘性が大きくなると成り立たなくなる。流れの断面積が変化すると、連続の式により速さが変わるが、ベルヌーイの定理によって静圧と動圧が変化することになる。ベルヌーイの定理は流体の単位体積あたりエネルギーの保存則を表している。

■ 層流と乱流

　流れが定常的で乱れることなく平行に流れている場合、層流（定常流）という。この場合、液体の粘性による速度に比例した粘性抵抗力のみが働く。一方、物体の大きさに比べて、流れの速さが大きいとき、流れに渦や乱れが生じて抵抗力が急に大きくなる。これが乱流（非定常流）である。このときは速さの2乗に比例する慣性抵抗力が働く。

　層流になるか、乱流になるかを見分けるにはレイノルズ数を用いる。レイノルズ数は流体の密度をρ、速さをv、粘性係数η、特性長さをLとして、$R = \dfrac{\rho v L}{\eta}$と表される無次元の量である。粘性係数は流体の粘性の大きさを表し、流体の種類と温度で決まる（**表5.2**）。特性長さLは流体の流れの範囲を特徴づける長さであり、管内の流れを考える場合はLとして管の直径をとる。レイノルズ数が2000くらいを境として、それより小さければ層流、大きければ乱流となる。血液の密度は$1.05 \sim 1.06\,\mathrm{g/cm^3}$であり、いろいろな血管について求めたレイノルズ数を**表5.3**に示す。ほとんどの血管内の流れは層流であることがわかる。ただし、血管は分岐や曲がりなど複雑な形状を持つため、部分的に乱流になりやすい。

■ ポアズイユの法則

　流体が層流として流れている場合を考えよう。均一な管の中を流体が流れているとき、流れの速さが管の中心では速く、管壁では0になると考えられる。このことから、流体は管壁から粘性抵抗力を受ける。粘性抵抗

表5.2　流体の粘性係数

物質	粘性係数η［Pa s］
空気（20℃）	1.8×10^{-5}
水（0℃）	1.78×10^{-3}
水（20℃）	1.00×10^{-3}
水（37℃）	0.69×10^{-3}
血漿（37℃）	1.5×10^{-3}
全血（37℃）	4.0×10^{-3}

人体物理学、p. 418 に基づく

表5.3　血管内の流れ

	直径［cm］	平均速度［cm/s］	レイノルズ数
上行大動脈	$2.0 \sim 3.2$	63	$3600 \sim 5800$
下行大動脈	$1.6 \sim 2.0$	27	$1200 \sim 1500$
太い動脈	$0.2 \sim 0.6$	$20 \sim 50$	$110 \sim 850$
毛細血管	$0.0005 \sim 0.001$	$0.05 \sim 0.1$	$0.0007 \sim 0.003$
太い静脈	$0.5 \sim 1.0$	$15 \sim 20$	$210 \sim 570$
大静脈	2.0	$11 \sim 16$	$630 \sim 900$

医歯系の物理学、p. 89 に基づく

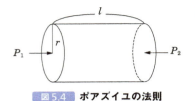

図 5.4　ポアズイユの法則

力の大きさは流れの平均の速さ v と管の長さ l に比例する。一般に、粘性抵抗力を受けにくい管の内側ほど流れが速い。速度の半径方向の変化率をずり速度といい、粘性係数がずり速度の大きさによらず一定であるような流体をニュートン流体という。この場合、図 5.4 に見るように、両端の圧力が P_1、P_2 であるような、半径 r の円筒管において、両側から受ける力と抵抗力はつり合っていなければならないことを考慮して、

$$(P_1 - P_2)\pi r^2 = 8\pi l \eta v$$

と表せる。右辺は粘性抵抗力を表し、η は流体の粘性係数である。

流量 Q は断面積と平均速さの積で表されるため、上式を用いると、

$$Q = \pi r^2 v = \frac{\pi r^4}{8l\eta}(P_1 - P_2)$$

と求められる。これをポアズイユの法則という。流量は圧力差と半径の 4 乗に比例し、長さに反比例する。また、粘性係数が小さいものほど流量が大きくなる。表 5.3 にあるように、血液は水に比べて粘性が大きく、血球の割合（ヘマトクリット値）が高いほど粘性が大きくなる。血液は比較的ニュートン流体に当てはまるが、流速が大きくなると乱流となるため、この法則にあてはまらなくなる。

練習 5.3

血液の流速が 50 cm/s のときの動圧を求めよ。ただし、血液の密度は 1.06 g/cm³ とする。

練習 5.4

大動脈の半径が 1.25 cm、血流量が 80 mL/s として、長さ 10 cm あたりの圧力変化を求めよ。

5.2　血液循環

解決すべき疑問　5.2

心臓の拍動による全身の血液循環はどのようにして行われているか、圧力や流れという視点で理解してみよう。

この節では、圧力の単位として mmHg を用いている。血圧は mmHg で表すのが一般的で、法令でも認められているためである。1 mmHg はおよそ 133 Pa である。

（1）── 心臓の構造

　哺乳類の心臓は2心房2心室を持ち、動脈血を全身に送り出す大循環（左心房、左心室による）と静脈血を肺に送る小循環（右心房、右心室による）が分離している（**図5.5**）。どちらも、血液はまず心房に蓄えられ、心室で加圧されて送り出される。そのため、右心房と右心室、右心室と肺動脈、左心房と左心室、左心室と大動脈の間には逆流防止のため、それぞれ、三尖弁、肺動脈弁、僧帽弁、大動脈弁の4つの弁がある。

　心臓は全身に血液を送り出し、回収するためのポンプとして機能している。心臓は電気的興奮を自ら発生させ、その刺激で心筋を収縮させる。その興奮は心房から心室へ時間差を持って伝わるため、まず心房が収縮した後に心室の収縮が起こる。このため、心房から心室、そして動脈へと血液を順に送ることができる（興奮伝導については **8.1節〜8.2節**を参照）。

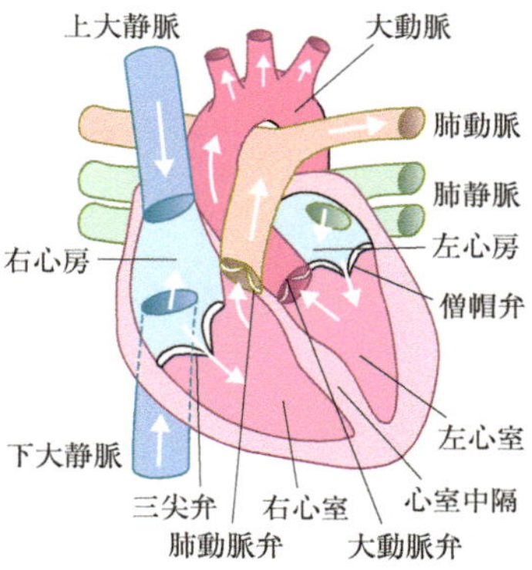

図5.5　心臓の構造

（2）── 血圧と血液循環

　表5.4に、さまざまな血管における血液量と圧力を示す。表にあるように、普通に血圧100 mmHgというときは、大気圧（約760 mmHg）に対する正の相対圧（陽圧）で表している。絶対圧で表せば、860 mmHgである。成人の心拍出量は安静時に4.5〜6 L/min程度であるが、運動時には20 L/minにも達する。これだけの血液が常に体内を循環していることになる。動脈であれ、静脈であれ、流量の合計はどこでも同じである。

　大動脈中では抵抗力が小さいため、ほとんど血圧は低下しないが、小動脈、毛細血管では抵抗力が大きいため、血圧は急激に低下し、毛細血管で30 mmHg程度、静脈では数 mmHgの圧力にまで下がってしまう。全血液量5.4 Lの男性の睡眠時の血液量の区分別構成と平均圧力を表に示す。容量という点では動脈よりも静脈の方がずっと大きく、静脈は血液の約

表5.4　各血管の血液量と圧力

血管	血液量［mL］	圧力［mmHg］
大動脈・太めの動脈	460	100
主動脈分岐・末梢動脈分岐	340	90〜95
小動脈	70	60
毛細血管	375	30
小静脈	355	20
末梢細静脈・主静脈分岐	1,780	15
太めの静脈・大静脈（上・下）	1,570	5〜10
心室・心房	450	120

人体物理学、p. 449 に基づく

75 %を貯蔵していることがわかる。心臓の拍動による圧力変化がなく、血管に血液が満たされているとしたときの圧力を平均充満圧といい、6〜7 mmHg である。

ところで、足先など末端の静脈血はなぜ心臓まで戻って来られるのだろうか。まず、弁によって逆流を防いでいる。さらに動脈の拍動や筋肉の収縮によって静脈壁が圧迫されることで、血液が心臓に押し戻される。大静脈の圧力は平均充満圧にほぼ等しく、右心房の圧力はほぼ 0 なので、その圧力差が心臓への環流の駆動力となる。また、立位では心臓と足先で 1 m 位置が異なるとすれば、足先では圧力が 70 mmHg 高くなる。この圧力差に逆らって、足先から心臓まで静脈血は戻って来なければならない。また、脳に充分な血液を供給するためには、心臓から脳の最上部まで 40 cm あるとすると、30 mmHg 以上の血圧が少なくとも必要である。キリンのように首の長さが 2 m もあるような動物は、脳に充分な血液を送るため血圧が高く、260〜160 mmHg くらいである。

> 練習 5.5
>
> キリンの脳の位置は心臓より 2 m 上にあるとして、心臓と脳との血圧差を求めよ。

（3）── 血圧測定

動脈圧を測るには、動脈に直接圧力センサーを取り付ける直接法と、動脈圧とつり合わせた圧力を測る間接法がある。通常の血圧計は間接法で測定していて、水銀圧力計を用いる水銀血圧計と圧力センサーを用いる電子血圧計がある。圧力の決定法としてはコロトコフ音を聴く聴診法、手で触って調べる触診法、動脈壁の振動をセンサーでとらえるオシロメトリック法がある。

■ 水銀血圧計

水銀血圧計は、上腕に巻いたマンシェット（カフともいう）の中の圧力を測る間接法で、大気圧との相対圧を水銀柱の高さで読み取る機器である（図 5.6）。片側を測定対象に接続し、水銀柱の上部は大気圧となっている。圧力差が大きくなり、ガラス管の中を水銀が上昇していくと水銀だめの液面が下がるため、200 mmHg の目盛りは最初の液面より 200 mm 上にあるわけではない。マンシェットを巻く位置は心臓と同じ高さにしなければならない。もし異なる高さとすると、10 cm あたり 7.3 mmHg の誤差を生じてしまう。

マンシェットの圧力を最高血圧より高くしてから、心拍 1 拍あたり 2 mmHg 程度の割合で減圧していく。このため、あまり細かい変化は読

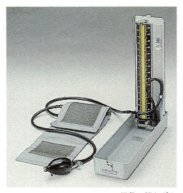

提供：㈱ヤガミ

図 5.6 水銀血圧計

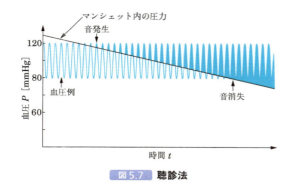

図 5.7　聴診法

めない（偶数値で読み、誤差 2 mmHg 程度）。水銀の液面は表面張力で丸くなるので、目盛りを真横から見ることが大切である。

■ 聴診法

　コロトコフの聴診法による血圧測定（1905 年）について紹介する。マンシェット内の圧力が被験者の最高血圧と最低血圧の間で、拍動音（コロトコフ音）が聞こえる。これは次のような理由によるものである。マンシェット内の圧力が最高血圧より高いときは、全く血液が流れず、拍動音も聞こえない。マンシェット内の圧力が最高血圧と最低血圧の間では、血液が断続的に流れるため、乱流の発生により拍動音が聞こえる。マンシェット内の圧力が最低血圧より低いときは、血液が連続的に流れるため、層流となって拍動音は聞こえない。圧力を最高血圧よりも高いところから落としていって、音が聞こえ始めた圧力を最高血圧、音が聞こえなくなった圧力を最低血圧とする（図 5.7）。

■ 人体と血圧

　高血圧とは血圧が正常範囲よりも高く維持されている状態である。最高血圧（収縮期血圧）が 140 mmHg 以上、または最低血圧（拡張期血圧）が 90 mmHg 以上の場合を高血圧という。血圧は 1 日のうちで変動している。運動時は高くなり、睡眠時は低くなるため、起床後や就寝前の安静時に測ることが推奨される。

　低血圧とは血圧が正常範囲よりも低い状態であるが、基準は定められておらず、概ね最高血圧が 100 mmHg を下回る場合に症状が現れる。また、大量出血などで最高血圧が 60 mmHg 以下になると循環性ショックを起こす。

5.3 呼吸

解決すべき疑問 5.3

呼吸とガス交換はどのようにして行われているか、圧力や流れという視点で理解してみよう。

この節では、圧力の単位として、呼吸については cmH$_2$O を、血液中の分圧については mmHg を用いている。1 cmH$_2$O はおよそ 0.73 mmHg である。

(1) 肺と呼吸器系

呼吸とは、酸素を体内に取り入れて炭酸ガスを体外に排出することをいう。胸壁と横隔膜が作る胸郭の内部の空間を胸腔という。肺は胸腔の中にあって、胸膜と呼ばれる二重の膜で包まれている。この二重の膜の間を胸膜腔といい、この部分が肺を外から引っ張っている。鼻から取り入れられた空気はまず気管に導かれる。気管は2つの気管支に分かれ、気管支はさらに分岐を何度も繰り返して細気管支となり、23回の分岐 ($2^{23} = 8 \times 10^6$) を経て肺胞の連なった肺胞嚢に至る(図5.8)。肺胞の個数は 3×10^8 個と言われ、その表面積の合計は 60 m^2 以上もある。肺は肺胞でびっしり満たされている。

胸膜腔内圧は安静時でも常に陰圧(−5〜−10 cmH$_2$O 程度)に維持されている。これは、肺を押しつぶしてしまわないためであって、もし胸郭に穴が空き、胸膜腔内圧が大気圧と等しくなると肺がつぶれて外気を取り込めなくなってしまう。この状態を気胸という。

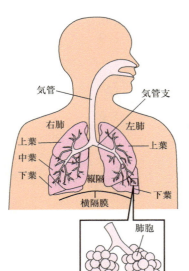

図5.8 呼吸器系と肺

(2) 肺での換気

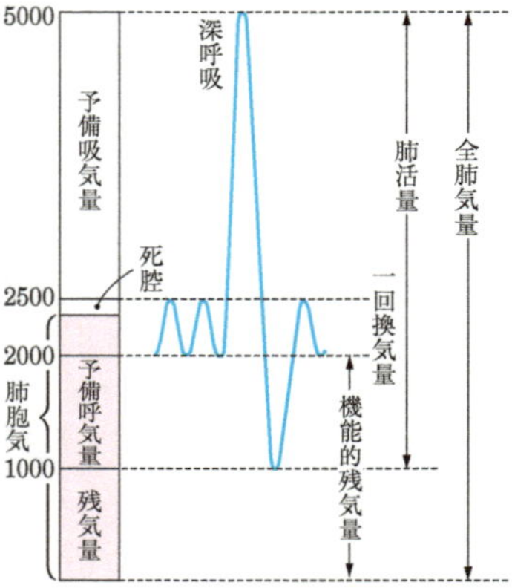

呼吸は毎分 12〜20 回程度、呼吸1回あたりの換気量は 500 mL 程度である。この全てが換気に使われるのではなく、気道などガス交換の行われない部分の体積を死腔という。死腔量は成人男子で 150 mL 程度である。また、完全に息を吐き出しても、肺には残気量として 1000 mL 程度が残っている。通常の呼吸時には、さらに予備呼気量の分が肺胞の体積に含まれている(図5.9)。

図5.9 肺の容積変化

■ 吸息

外肋間筋の収縮により胸郭を広げ、横隔膜の収縮により胸腔を下方に広げる。これにより、胸腔の体積は増加し、胸膜腔内圧は減少する（$-10\,\mathrm{cmH_2O}$）（深呼吸の場合はもっと低くなる）。肺胞も陰圧となり（$-1\,\mathrm{cmH_2O}$）、外気から肺胞へ圧力差に比例する流れが生じる。

■ 呼息

内肋間筋の収縮により胸郭を狭め、横隔膜がゆるむことで胸腔が押し上げられる。これにより、胸腔の体積が減少し、胸膜腔内圧は増加する（$-5\,\mathrm{cmH_2O}$）（0にならないのは空気を全部押し出してしまわないため）。肺胞は陽圧となり（$+1\,\mathrm{cmH_2O}$）、肺胞から外気へ圧力差に比例する流れが生じる。

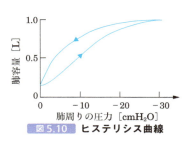

図 5.10 ヒステリシス曲線

■ 肺のコンプライアンス

肺の圧力と容量の関係をグラフに描くと、膨張と収縮でグラフがずれるヒステリシス曲線となる（図 5.10）。グラフの傾きは肺のコンプライアンスと呼ばれる。コンプライアンスが大きいほど肺が柔らかいことを表し、成人の正常値は $0.2\,\mathrm{L/cmH_2O}$ 程度である。

表 5.5 気管支のサイズ

世代	直径 [mm]	長さ [mm]	全断面積 [cm^2]	空気速度 [cm/s]
0	18.0	120.0	2.5	393
2	8.3	19.0	2.1	462
4	4.5	12.7	2.5	392
6	2.8	9.0	4.0	254
8	1.86	6.4	7.0	144
10	1.30	4.6	13	73.6
12	0.95	3.3	29	34.4
14	0.74	2.3	69	14.1
16	0.60	1.65	180	5.40
18	0.50	1.17	534	1.94
20	0.45	0.83	1600	0.60
22	0.41	0.59	5900	0.18

人体物理学、p.528 に基づく

■ 気道抵抗

気管から肺胞に至る気道を空気が流れるとき、抵抗力が働く。もし流れが層流であれば、ポアズイユの法則より流量 Q は圧力差 ΔP に比例して、

$$Q = \frac{1}{R}\Delta P$$

と書ける。ここで、R は気道抵抗である。分岐世代ごとの直径と長さを表 5.5 に示す。第 n 世代の管の本数は 2^n 本になるため、後の世代では、全断面積が非常に大きくなっている。

吸息における空気の流入速度は気管の入り口で最大 $400\,\mathrm{cm/s}$ 程度であり、空気の密度を $1.2\times10^{-3}\,\mathrm{g/cm^3}$、粘性係数を $1.8\times10^{-5}\,\mathrm{Pa\cdot s}$、気管の直径を $1.8\,\mathrm{cm}$ とすると、レイノルズ数は 4000 程度になるので乱流が生じていると考えられる。しかし分岐するにつれ、総断面積が大きくなって流速は遅くなりレイノルズ数も小さくなるため、層流になっていると考えられる。

■ 呼吸機能検査

呼吸機能検査として、スパイロメータ（図 5.11）を用いた肺活量などの測定や、パルスオキシメータ（7.4 節参照）などで測定される動脈血ガス分析などがよく行われる。肺活量とは、息を最大に吸い込んだ最大吸気位の状態から、息を最大に吐きだした最大呼気位の状態までの肺容量の変化量である（正確には呼気肺活量という）。スパイロメータを用いて気体

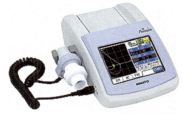

提供：㈱ヤガミ

図 5.11 スパイロメータ

流量の時間的変化を記録し、肺が保持しているガス量の変化を測定することができる。

練習 5.6

表 5.5 より各世代のレイノルズ数を求めよ。層流と見なせるのは第何世代からか。

（3）── 肺とガス交換

肺胞でのガス交換は、膜を介して気体と液体の間で分子の拡散が起こることで行われる。ドルトンの分圧の法則（1801 年）によれば、混合気体の圧力はその各成分気体の分圧の和に等しい。ここで、各成分の分圧（**表 5.6**）はその気体のモル分率から求められる。例えば乾燥空気には、O_2 が 21 %、CO_2 が 0.04 % 含まれているので、それぞれ 160 mmHg、0.3 mmHg となるはずである。しかし、肺胞に達するまでに水蒸気で飽和されるため、肺胞内で H_2O の分圧は 47 mmHg となる。また、換気の際に肺中の全ての CO_2 を排出できないため、肺胞内で CO_2 の分圧は 40 mmHg ある。このことを考慮すると、O_2 の分圧は 100 mmHg となる。

表 5.6　肺と血液のガス組成

気体	CO_2 [mmHg]	O_2 [mmHg]	H_2O [mmHg]
乾燥空気	0.3	160	0
肺胞気	40	100	47
動脈血	40	95	47
静脈血	46	40	47

ヘンリーの法則（1803 年）によれば、水などの溶媒への気体の溶解度は、溶媒に接しているその気体の分圧に比例する。気体と液体の間では平衡状態になるまで分子の移動が起こる。したがって、体内のように温度が一定の環境では、気体の溶解度を溶媒に接している気体の分圧を使って表すことができる。すなわち、動脈血中の各気体成分の濃度は、肺胞内での気体分圧でおよそ表せて、CO_2 が 40 mmHg、O_2 が 100 mmHg と考えられる。実際には動脈血中で O_2 が 95 mmHg 程度にとどまる。

ガス交換（**図 5.12**）によってどれだけの気体分子が血液に溶け込むかは、分圧だけでなく気体の種類によって大きく異なる。特に O_2 は主に赤血球中のヘモグロビンと結合して酸素化ヘモグロビンをつくることで運搬される。血液 1 L 中のヘモグロビンは約 200 mL の O_2 と結合できる。酸素化ヘモグロビンの割合を酸素飽和度といい、動脈血で 97 % 程度、静脈血で 75 % 程度が正常値である。

静脈血中の各気体成分の分圧は、CO_2 が 46 mmHg、O_2 が 40 mmHg である。各気体分圧の高い方から低い方へ拡散が起きることで、ガス交換が行われる。拡散は気体分圧の圧力差と拡散係数に比例する。拡散係数は溶解度および気体分子の平均速度などで決まり、CO_2 の拡散係数は O_2 の 20 倍あるため、圧力差が小さくても素早く拡散する。拡散の速度が問題になるのは O_2 であるが、かなり血流が速くても動脈血の酸素分圧は肺胞気の酸素分圧にほぼ等しくなる。

立位では、重力の影響で肺の上部と下部で血圧が異なり、血流量は肺の

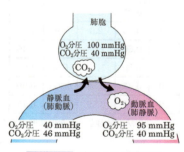

図 5.12　肺によるガス交換

上部よりも下部のほうが多い。このため、上部では換気が充分に行われてO_2分圧が高めでCO_2分圧は低めとなり、下部では逆にCO_2分圧が高めでO_2分圧は低めになる。肺全体で平均すると、O_2分圧が 100 mmHg、CO_2分圧が 40 mmHg 程度となる。

練習 5.7

血液の流量が 5 L/min だとすると、O_2 は全身へ毎分何 mL 供給されるか。

（4）── 人工呼吸器

自発呼吸が不十分な場合、人工呼吸器を用いて肺胞に陽圧を加え、強制的に吸気を行わせる。このとき、呼気は受動的に行われる。自発呼吸が全くない場合には人工呼吸器（図 5.13）のリズムによって換気を行う調節換気が行われ、自発呼吸がある程度行われている場合はそのタイミングで行う部分的補助換気が行われる。また、送気量を決める際には、換気量によって制御する量規定換気（VCV：Volume Control Ventilation）と、圧力によって制御する、圧規定換気（PCV：Pressure Control Ventilation）の 2 つの換気モードがあって、用途によって使い分けられている。

吸気用のガスは圧縮空気と酸素を混合して作り、酸素濃度は厳密に調整されている。圧力や流量もそれぞれ制御され、常時モニターされている。送気する際に加温加湿器を通過して気体温度 37 ℃、絶対湿度 44 mg/L に調整される。呼気は呼気弁を開くことで自然に排出される。

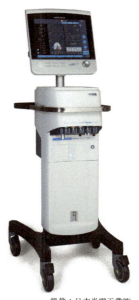

提供：日本光電工業㈱

図 5.13　人工呼吸器

5.4　圧力差を利用した医療機器

解決すべき疑問　5.4

点滴や胸腔ドレナージなど、医療現場では圧力差をうまく利用した機器が使われている。その原理を理解しよう。

（1）── 点滴

点滴静脈注射（点滴）とは、ボトルに入れた輸液を静脈に刺した注射針から徐々に体内に取り込ませる方法である。輸液の種類は、Na、K などのイオン、水分、栄養の補給などの目的で浸透圧を考慮して決定される。

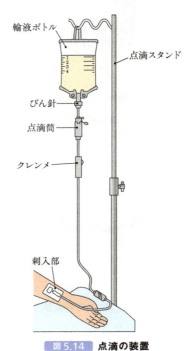

図 5.14　点滴の装置

少量の薬剤であれば注射器で一度に注入することも可能であるが、静脈注射が可能で量が 50 mL よりも多いときは、点滴（図 5.14）によるのが普通である。

点滴で問題になるのは、輸液が最後まで注入されるか、血液が逆流しないか、空気が入ってしまわないか、という点であろう。静脈でも血圧は 6～15 mmHg 程度あるので、輸液を入れたボトルやパックは高いところに置き、重力による静水圧により自然に注入されるようにセットする。10 cmH$_2$O は 7.3 mmHg に対応するので、静脈の血圧が 15 mmHg だとすれば 20 cm 以上の高さでなければ逆流する可能性がある。普通、注射針の位置より 50 cm から 1 m 高いスタンドに吊り下げて用いるので、十分に高い圧力で輸液が注入される。また輸液が血圧に相当する高さになったところで自然に流れが止まる。最初にセットするとき、チューブや針の中を液で満たし、空気は完全に押し出しておく必要がある。

輸液がプラスチックバッグに入っている場合、輸液が少なくなってもバッグが変形することで、内部は陰圧になることがない。しかし、硬いプラスチックボトルを用いる場合には、内部の空間を大気圧にするため、通気針（エアー針）をボトルの上部に刺すか、または通気性のあるびん針を用いないと、内部が陰圧になって途中で液体の流れが遅くなりついには停止してしまう。

流量の調節は、チャンバー（点滴筒）の中で液体が滴下する様子を観察しながら、クレンメ（クランプ）と呼ばれる調節機構のつまみで調節する。点滴セットには滴下量の目安として、何滴あたり何 mL と表示されている。輸液の量と、所要時間、滴下量を考えて、毎分何滴にしたらよいかを計算し、それに合わせてクレンメを調節する。輸液の残量によって注入速度は少し変化する。輸液の注入速度を大きくしたい場合や、長時間にわたって注入量を正確にコントロールしたい場合には、輸液ポンプ、シリンジポンプなどが用いられる。

（2）── 胸腔ドレナージ

ドレナージとは、体内に余分に蓄積した液体や気体を体外に排出する操作をいう。胆道ドレナージなど、体内の方が陽圧であれば自然にドレーンから液体が排出される。しかし、胸膜腔に水（胸水）がたまったり、空気がたまって気胸を起こしたりした場合に行われる胸腔ドレナージの場合、胸膜腔内が陰圧であることから、逆流を起こさないために操作には注意が必要となる。重要な点は水封式吸引といって、胸膜腔からつながるドレーンの先端を水中に置くことである。この方式で最も簡単なのは、ボトルに水を入れ、ドレーンの先端を水中に入れただけの 1 ボトル式だが、排出された胸水がたまると水位が変化して吸引圧が変わってしまうという欠点

がある。最近は吸引圧力を一定に保つため、図 5.15 のような 3 ボトル式が使われる（これは原理図で実際にはドレーンパックとしてセットになっている）。装置は胸腔よりも低い位置に置き、ボトルは外気から密封して内部を陰圧に保つ。陰圧の大きさは、吸引圧制御ボトルの水位と水封室の水位の差によって決まり、必ず吸引圧制御ボトルの方の水位が水封室の水位よりも高くなるようにセットする。水位の差 10 cm あたり 7.3 mmHg の吸引圧が生じる。

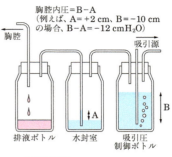

図 5.15　胸腔ドレナージ

章末問題 5

5.1　深さ 50 cm の容器に水を入れて、そこに穴をあけたとき、穴からの水の流出速度を求めよ。

5.2　動脈での圧力が 100 mmHg、流速が 12 cm/s であったとして、動脈硬化により動脈の一部の断面積が 20 % になったとしたら、そこでの圧力はどうなるか。

5.3　血液の流量が 6 L/min のとき、半径 1.25 cm の大動脈中における血液の平均速度を求めよ。

5.4　血圧測定で 2 mmHg 程度の誤差が生じるのはなぜか。

5.5　表 5.5 のデータを用いて、第 6 世代の気道抵抗を求めよ。

5.6　吸気の成分は O_2 分圧が 160 mmHg、CO_2 分圧が 0.3 mmHg であるのに対して、呼気の成分は O_2 分圧が 116 mmHg、CO_2 分圧が 30 mmHg である。肺胞気の成分と比較してどのように説明できるか。

5.7　高地では酸素分圧が小さくなる。平地にいるときと同じ量の酸素を体内に供給するためにはどうしたらよいか。

5.8　点滴のとき、静脈の血圧が 15 mmHg だと、輸液ボトルの高さを 20 cm 以上にしないと逆流する可能性があるのはなぜか。

第6章

音と聴覚・発声

6.1 音の性質

解決すべき疑問 6.1

この章では、音と聴覚・発声について学ぶ。音波に特徴的な性質を挙げてみよう。

（1）―― 音とは何か

　音（音波）とは空気などの媒質の振動が伝わるもので、波（波動）の一種である。音波は媒質がないと伝わらない。空気中を伝わる音波は、空気が膨張と収縮を交互に繰り返すことで、圧力の変化が伝わっていく。このように媒質が波の進行方向と同じ方向に振動する波を縦波という。これに対して、弦の振動のように媒質が進行方向と垂直に振動する波を横波という。音は気体や液体中では縦波として伝わるが、固体の中では縦波、横波の両方があり得る。

■ 音速

　1 atm、t ℃の空気中の音速は、$V = 331.5 + 0.6t$ ［m/s］ となることが実験的に知られている。20 ℃において、343 m/s となる。一般的に気体中の音速は、絶対温度 T、分子量 M、比熱比 γ、気体定数 R として、

$$V = \sqrt{\frac{\gamma RT}{M \times 10^{-3}}}$$

で与えられる（空気の場合は $M = 28.8$、$\gamma = 1.40$）。分子量の大きい気体は音速が遅く、小さい気体は音速が速い。液体中では音速が速く、固体中ではさらに音速が速くなる。人体の各部における音速を**表 6.1** に示す。

表 6.1 人体の各部における音速

媒質	音速 ［m/s］
空気	343
水	1480
脂肪	1450
筋肉	1580
骨	3500

■ 圧力と音

　大気圧はほぼ 1 atm = 1.013×10^5 Pa であるが、気圧の高いところ（高気圧）から低いところ（低気圧）に向かって生じる空気の流れが風であ

る。これに対して空気中の音波は、圧力のごく小さな変化が振動として伝わるものであり、その振幅（音圧という）は人間が聞き取れる範囲で 2×10^{-5} Pa〜2×10^{1} Pa 程度である。したがって、音波が伝えるエネルギーは極めて小さい。

練習 6.1

15 ℃の空気中における音速を、2 つの式からそれぞれ求めてみよ。ただし、$R = 8.31$ J/[mol·K] とする。

（2）── 音波の干渉と共鳴

■ 波の式表現

波は位置と時間を変数とする周期関数である。周期関数の一番簡単な例として正弦波を考えてみよう。まず、時間を止めて波を位置のみの関数として考えれば、波の進行方向の位置 x における変位 y は、$y = a \sin kx$ のように表せる（ここで a は振幅、k は波数と呼ばれ、単位長さあたりの波の数に比例する量である）。波 1 つ分の長さを波長といい、波数 k と波長 λ の間には、$\lambda = \dfrac{2\pi}{k}$ という関係がある。

次に、場所を固定して波を時間のみの関数と考えれば、時刻 t における媒質中のある点における変位 y は、$y = a \sin \omega t$ のように表せる（ここで ω は角振動数）。1 秒間に振動する回数を振動数（周波数）といい、振動数 f を用いれば、$\omega = 2\pi f$ である。ここで、波の周期は $T = \dfrac{1}{f} = \dfrac{2\pi}{\omega}$ で表せる。波は 1 周期で 1 波長分進むので、波の速度 V は波長や周期、振動数と、$V = \dfrac{\lambda}{T} = \lambda f$ という関係にある（波の関係式）。この関係から、波長と振動数は片方がわかっていれば他方は計算できる。

波を表す式は、x の正方向に進行する波として、

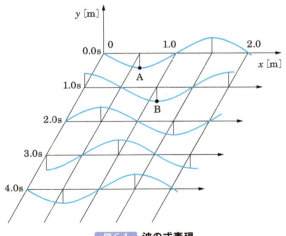

図 6.1 波の式表現

$$y(x, t) = a \sin(\omega t - kx) = a \sin 2\pi \left(\frac{t}{T} - \frac{x}{\lambda} \right) = a \sin 2\pi f \left(t - \frac{x}{V} \right)$$

のように表せる（**図6.1**）。

　sin 関数の角度部分 $\omega t - kx$ は、媒質がどのような振動状態にあるかを表す量で、位相という。変位が大きくなる点を波形の山、小さくなる点を谷といい、山と山や谷と谷は同位相、山と谷は逆位相という。

■ 重ね合わせの原理と波の干渉

　2つの波は重ね合わせることができて、変位はそれぞれの和になる。これを重ね合わせの原理という。

　振動数の等しい2つの音波が重ね合わされると、場所によって音源からの距離が異なるため、音波が強め合ったり、打ち消し合ったりする。2つの音源 S_1、S_2 からの距離が ℓ_1、ℓ_2 で、音波の波長が λ のとき、2つの波による変位が同位相で波が強め合うための条件は、

$$|\ell_1 - \ell_2| = m\lambda \quad (m = 0, 1, 2, \cdots) \quad （距離の差が波長の整数倍のとき）$$

となる。

　一方、2つの波による変位が逆位相で波が打ち消し合うための条件は、

$$|\ell_1 - \ell_2| = \left(m + \frac{1}{2} \right)\lambda \quad (m = 0, 1, 2, \cdots)$$

$$（距離の差が波長の半整数倍のとき）$$

となる。強め合う点と打ち消し合う点は交互に現れる。このような現象を波の干渉という。

　また、振動数の近い2つの音波を重ね合わせると、周期的に音波が強くなったり、弱くなったりする。これをうなりという。それぞれの音波の振動数を f_1、f_2 としたとき、1秒間に生じるうなりの回数は $|f_1 - f_2|$ で与えられる。

■ 定常波と固有振動・共鳴

　1つの波が、振幅や振動数が等しく反対向きに進む波と重なると、あたかも波がその場にとどまってどちらにも進んでいないように見えることがある。このように波形の進行しない波を定常波という。これに対して1方向に進む波を進行波という。**図6.2**のように、波源 S_1、S_2 から波長・振幅・速さの等しい2つの波が同一直線上を反対向きに進んでいるものとする。2つの波と合成した波の様子を 1/4 周期ごとに表したのが右図である。この場合、合成波の波形はあたかもその場に止まっているように見える。全く振動していない点を節、最も振動する点を腹という。波源から発生した波が両端で反射して重なり合うとき、特定の振動数で定常波が発生することがある。このときの振動数を固有振動数という。固有振動数に等しい振動を与える力が加わると、小さな力でも大きな振動が起こる。こ

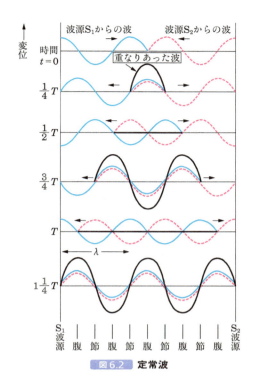
図6.2 定常波

のことを共鳴現象という。楽器では、この共鳴現象をうまく利用して、大きな音を響かせている。

■ **弦の振動**

弦楽器のように、固体の中を伝わる音波を考えてみよう。弦の中を音波は主に横波として伝わる。弦の両端は固定されている（固定端という）ので、反射によって逆向きに進む2つの波が干渉し合い、定常波を作る。両端は振動しない節になり、途中に振動が大きい腹の場所が何カ所かできる。固有振動の中で振動数が最も低いものを基本振動といい、その2倍、3倍の振動数のものを2倍高調波、3倍高調波のようにいう（**図6.3**）。基本振動では腹が1カ所であるが、2倍高調波、3倍高調波では腹が2カ所、3カ所とできる。弦の長さを ℓ、音の速さを V、固有振動の波長を λ_m とすると、定常波ができる固有振動数 f_m は、

$$f_m = \frac{V}{\lambda_m} = \frac{mV}{2\ell} = mf_1 \quad \left(f_1 = \frac{V}{2\ell}, \ m = 1, 2, 3, \cdots\right)$$

のように求められる。ここで f_1 が基本振動数である。

弦を伝わる音速 V は弦の張力 T と、弦の線密度 σ によって決まり、$V = \sqrt{\dfrac{T}{\sigma}}$ で与えられる。太い弦からは低い音が、強く張った弦からは高い音が出る。

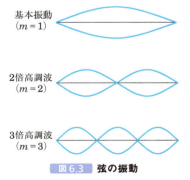
図6.3 弦の振動

■ 管の振動

管楽器のように、管の中を伝わる音波を考えてみよう。空気中では音波は縦波として伝わる。一端の閉じた管（閉管）では、閉口端は空気の振動がない固定端に、開口端は振動が最も大きい自由端になる。閉管の場合の管内の振動の様子を**図 6.4**(a)に示す。ここで、図の縦軸は媒質の振動の変位の大きさであって、実際に変位するのは波の進行方向である左右方向であることに注意してほしい。右に動いたときを正の変位として上向きに取り、左に動いたときは下向きに取る。管の長さを ℓ、音の速さを V、固有振動の波長を λ_m、とすると、定常波ができる固有振動数 f_m は、

$$f_m = \frac{V}{\lambda_m} = \frac{mV}{4\ell} = mf_1 \quad \left(f_1 = \frac{V}{4\ell}, \quad m = 1, 3, 5, \cdots\right)$$

のように求められる。ここで f_1 は基本振動数である。この場合、高調波としては3倍高調波、5倍高調波のように振動数が基本振動数の奇数倍のもののみが許される。

両端の開いた管（開管）では両方の開口端が自由端となる（**図 6.4**(b) 参照）。定常波ができる固有振動数 f_m は、

$$f_m = \frac{V}{\lambda_m} = \frac{mV}{2\ell} = mf_1 \quad \left(f_1 = \frac{V}{2\ell}, \quad m = 1, 2, 3, \cdots\right)$$

と求められる。ここで f_1 は基本振動数である。

管の長さ ℓ がそのまま式の分母に来ているが、実際には開口端補正といって、開口端の位置は管の少し外側にあり、ℓ も少し大きめの値になる。

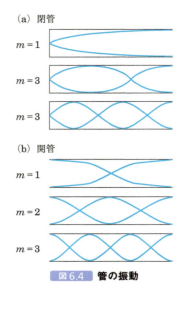

図 6.4 管の振動

練習 6.2

少しだけ異なる振動数 f_1, f_2 を持つ2つの音波 $A \sin 2\pi f_1 t$ と $B \sin 2\pi f_2 t$ を重ね合わせたとき、式を用いてうなりが発生する様子を考察せよ。

（3）── フーリエ級数とスペクトル

同じ波形を周期的に繰り返す波は、その周期から決まる基本振動と、その整数倍の振動数を持つ2倍高調波、3倍高調波、…の和で必ず表すことができる。

$$F(t) = A_0 + A_1 \sin 2\pi(ft) + A_2 \sin 2\pi(2ft) + A_3 \sin 2\pi(3ft) + \cdots \\ + B_1 \cos 2\pi(ft) + B_2 \cos 2\pi(2ft) + B_3 \cos 2\pi(3ft) + \cdots$$

ここで、sin 関数と cos 関数は振動数が同じであっても位相の異なる波を表している。このように成分に分解した式表現をフーリエ級数という。実験で測定した数値データでも、フーリエ変換という操作を施すことにより、時間波形から振動数成分に分解したスペクトルを求めることができる

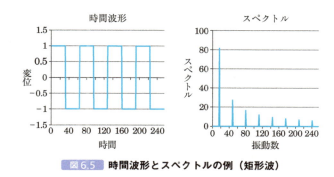

図6.5 時間波形とスペクトルの例（矩形波）

（9.1節参照）。図6.5は矩形波と呼ばれる時間波形をフーリエ級数に分解したスペクトルの例である。逆にこのスペクトルから、基本振動と基本振動数の3倍、5倍、7倍、…振動数を持つの高調波を適切に合成していくと、矩形波が得られることがわかる。

6.2 耳と聴覚

解決すべき疑問 6.2

音の三要素とは何か。また、聴覚はどのようにしてそれを区別しているか、考えてみよう。

この節では振動数を周波数と言い換えている。検査などでは周波数という用語が一般的に用いられているためである。

（1）── 耳の構造と聴覚

耳は外耳、中耳、内耳からなる（図6.6）。外耳は耳殻（耳介）と外耳道からなり、音波を集めて鼓膜に導く。外耳道は長さ 2.5〜3.5 cm で片側は鼓膜によって閉じられている。3 kHz 程度で共鳴し、その周波数に近い音波の音圧を上昇させる。

鼓膜が音波によって振動すると、中耳にある耳小骨（つち骨、きぬた骨、あぶみ骨）によって振動が内耳の卵円窓に効率よく伝えられる。面積約 50 mm^2 の鼓膜の振動が面積約 3 mm^2 の卵円窓に伝わるため、面積比（17倍）に相当する振動の昇圧比が得られる。また、耳小骨によって伝わる際に、てこの原理によって1.3倍の昇圧比が見込まれ、両方の効果で約22倍の昇圧比が得られる。内耳はリンパ液で満たされているため、空気中の音波が直接当たったとしても 0.1 % 程度のエネルギーしか伝わらない（音響特性インピーダンスの違いによる、9.2節参照）が、この耳小骨の

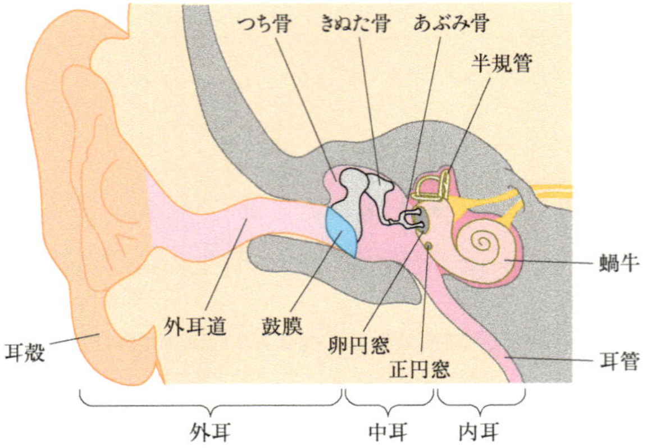

図 6.6　耳の構造

　伝達によって振幅が昇圧されることで（エネルギーは振幅の 2 乗に比例する）、空気中の音のエネルギーの約 50 % が内耳に到達する。また、中耳は耳管（ユースタキー管）によって咽頭とつながっており、つばを飲み込んだりすると耳管が開いて、鼓膜の外気圧と内側の中耳内圧を等しくし、鼓膜を振動しやすい状態に保つ働きがある。

　内耳は蝸牛（うずまき管）と呼ばれる長さ 3.5 cm 程の渦巻き状をしている（図 6.7）。卵円窓から入った音波は前庭階を奥に向かって伝わり、蝸牛管（うずまき細管）にある基底膜を通じて鼓室階に伝わる。そして、鼓室階を戻り正円窓に抜ける。音波による振動は、基底膜に並んだ約 16000 個の聴細胞（有毛細胞）によって検出され、電気信号に変換される。音波の周波数によって振幅の大きくなる場所が異なり、高音は蝸牛の入り口（基部）付近で検出され、低音は先端部（頂部）で検出される。このため、音の高さを区別することができる。

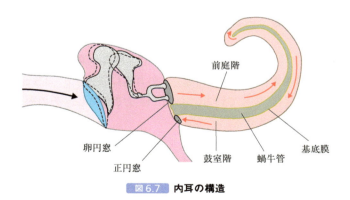

図 6.7　内耳の構造

（2）── 音の三要素

　音の高さ、音の強さ、音色を音の3要素という。外界から感覚系への刺激の強度は広い範囲で変化する。ウェーバー–フェヒナーの法則によれば、人間の感覚が感じる量は刺激量の対数に比例し、弁別可能な刺激の最小変化量は刺激の大きさに比例する。このことにより、人間の感覚は刺激強度の大きい変化にも対応できる。聴覚においても、音の高さや音の強さの感覚はこの法則に従う。

■ 音の高さ

　音の高さは周波数（振動数、単位はHz）すなわち1秒間に波が何回振動するかで決まる。ヒトの耳に聞こえるのは、周波数で20 Hz～20 kHzとされ、これを可聴帯域という。動物の可聴帯域を**表**6.2に示す。周波数が低い音を低音、高い音を高音という。内耳の基底膜にある有毛細胞のどの位置が振動するかによって、音の高さを区別することができる。年を取ると高音が聞き取りにくくなるのは、基部に近い有毛細胞から壊れていくためである。

表6.2	動物の可聴帯域
動物	可聴帯域
ヒト	20 Hz～20 kHz
コウモリ	1 kHz～120 kHz
イルカ	150 Hz～150 kHz

　ヒトの耳に聞こえない20 kHz以上の音波を超音波という。イルカやコウモリは、波長の短い超音波を発してその反射によって他の物体の位置を知ることができ、水中や暗所での視覚の代用をしている。また、超音波の領域である20 kHz以上の音波であっても、複数の波が混合されることによって差の周波数を生じるため、ヒトの耳で聞こえることがある。

　また、20 Hz以下の超低周波音は、音というより振動として全身で体感される。動力機械から発生する超低周波音は、騒音として健康被害をもたらすことがある。

■ 音の強さ（大きさ）

　気体中で音の振動により気体の圧力が変化するとき、その変化分のことを音圧という。ヒトの聴覚は、音の強さが2倍になったときと、2倍から4倍になったときというように、同じ比率で変化したときに同じ変化に聞こえるという性質を持っている。この場合、刺激量に相当するのは音圧であるから、ヒトが感じる音の強さは音圧 p の対数に比例する。そこで、音圧レベル（SPL：Sound Pressure Level）という量を考える。1 kHzにおいてヒトが聞くことのできる最小の音圧 $p_0 = 2 \times 10^{-5}$ Paを基準として、$L_{SPL} = 20 \log_{10} \dfrac{p}{p_0}$ を音圧レベルという（単位はdB SPL。dBはデシベルと読む）。

　振動のエネルギーは振幅の2乗に比例するため、音の強さレベル（IL：Intensity Level）は音圧の2乗に比例し、まっすぐ進む音波の場合、その最小値 I_0 は音圧の最小値 p_0 から換算して $I_0 = 10^{-12}$ W/m^2 と表せる。

音の強さレベルを $L_{IL} = 10 \log_{10} \dfrac{I}{I_0}$ と定義すれば、ほぼ $L_{IL} = L_{SPL}$ となり、音圧レベルと同様に扱える。以下、単位の dB SPL を単に dB と書くことにする。

音の強さが10倍になると音圧レベルは 10 dB 大きくなる。聞き取れる最も小さな音が 0 dB、静かな部屋が 30 dB、普通の会話が 50 dB、都会の喧噪が 70〜90 dB、連続して聴くと難聴になるのは 120 dB くらいである。人間の耳は音圧レベル 0〜120 dB の範囲、すなわち音の強さが一兆倍変化しても短時間ならば壊れない。ただ、100 dB くらいの音圧レベルでも長時間連続して聴取すると難聴になる。これも有毛細胞が破壊されるためである。

人間の聴覚は音の周波数が 2〜6 kHz で最も感度がよく、低音では感度が低下する。同じ音の大きさと感じる音圧レベルを結ぶと**図6.8**のようなグラフ（等ラウドネス曲線）が得られる。音の大きさを比較する場合には、この等ラウドネス曲線で補正した phon（フォン）という単位を用いる。

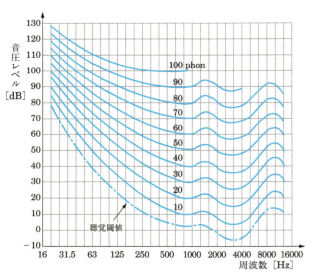

図6.8 等ラウドネス曲線

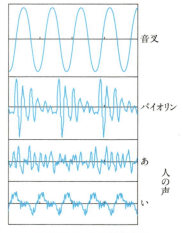

図6.9 音の時間波形

■ 音色

周波数が同じであっても、音源によって音色は異なる。**図6.9**のように、音の波形をオシロスコープなどで観察すると、人の声や楽器の音はそれぞれ特徴的な波形を示す。人間は音の波形の違いを音色の違いとして認識している。音の波形は周期を決める基本振動数の他に、その整数倍の高調波を含んでいることがわかる。フーリエ級数などを用いて音のスペクトルを分析することで、音色の特徴を定量的に捉えることができる。

音には周期的な連続音と非周期的な不連続音がある。例えば、音声でも

母音は周期的だが子音は非周期的であるし、楽器でも管楽器や弦楽器は周期的な音を出すが、打楽器は非周期的な音を出す。非周期的な音の特徴をよく捉えるには、さらに、スペクトルの時間変化を考えるとよい。

練習 6.3

音圧レベル 120 dB SPL を音圧に換算せよ。

（3）── 聴覚の特徴

■ 方向認識

音源からの距離が異なったり、頭が障害物となって音が伝わって来たりするため、両耳で受け取る音は異なる。この差異から音源の方向を認識することができる。1.5 kHz 以下では両耳に到達する時間差で、1.5 kHz 以上では音圧差で左右方向の判断をしていると考えられている。ヘッドホンで聴くと頭の中から音が聞こえるが、実際の音では前後のどちらから来る音かを認識することができる。耳殻の影響による音の変化、頭を常に動かすことによる音の変化などによって、前後の判断をしていると考えられる。また、その音源が発生する音の強さや音色を知っていれば、聞こえている音から音源までの距離を推測することもできる。

臨場感のある音を再生するために、2 つのスピーカーから音を出すステレオ再生が身の回りでもよく使われている。左右の音のわずかな違いから、2 つのスピーカーの間で音源の位置が移動しているように感じられる。しかし、低音になるとあまり方向性は感じられなくなる。

■ 耳からの情報処理

聴覚細胞から出た聴神経は交差して、左耳からの信号は右脳に、右耳からの信号は左脳に導かれる。左脳では言語の理解が行われ、音楽の鑑賞は右脳で行われるとされ、左右の耳のはたらきには少し違いがあると言われる。耳が受け取る情報量は毎秒約 8 キロビット、目が受け取る情報量は毎秒約 4 メガビットとすれば、耳から受け取る情報量は目から受け取るそれの 1/500 に過ぎない。しかし、人間が活用できる情報源としては、耳からの情報が 11 %、目からの情報が 83 %であると言われ*、情報伝達という意味で耳は重要なはたらきをしていると考えられる。

*産業教育機器システム便覧、p. 4

練習 6.4

聴取位置で同じ強さの音を出しているスピーカーが 2 台ある。ステレオ再生で、左右のスピーカーのちょうど中央に音の強さが 50 dB のスピーカーを 1 台置いたときと同じ音量にするには、左右のスピーカーからの音量をそれぞれ何 dB にすれば良いか。

（4）── 難聴と聴力検査

聴力が低下して音が聞こえなくなった状態を難聴という。難聴には音波が外耳から内耳に効率よく伝わらないことによる伝音難聴と、主に内耳の機能が阻害されることによる感音難聴がある。伝音難聴は外耳道の疾患（異物や耳垢栓塞など）、中耳の疾患（鼓膜炎や中耳炎、耳小骨連鎖離断など）で起こるのに対し、感音難聴は内耳の疾患（有毛細胞や内耳神経の損傷など）で起こり、騒音や薬物などによっても生じる。加齢による老人性難聴も感音難聴の一種である。

聴力はオージオメータと呼ばれる装置で検査される。周波数は 1 kHz を中心に、2 kHz、4 kHz、8 kHz の高音域と 500 Hz、250 Hz、125 Hz の低音域の 7 点で測定する。通常の経路で聞こえる音を気導音、骨の伝導によって聞こえる音を骨導音という。聴力検査には、気導聴力検査と骨導聴力検査がある。

気導聴力検査では、耳に当てたヘッドホン（気導受話器という）から断続的に音を出して、各周波数における気導音の聴力レベルを調べる。その周波数で聴き取れる最も小さな音を聴力レベル（HL：Hearing Level）という。聴力レベルは、各周波数において健常者が聴き取ることのできる最も小さな音を基準 0 dB HL として、単位 dB HL で表す。0 dB HL を音圧レベル（SPL）に換算すると等ラウドネス曲線と同様に低音で著しく大きくなる。0 dB HL のときの気導受話器の基準音圧レベルを**表**6.3 に示す。

聴力レベルが 25〜39 dB HL では、小さな声での会話が聴き取りにくくなり、軽度の難聴と診断される。40〜69 dB HL は中等度難聴、70 dB HL 以上は高度難聴に分類される。左右の聴力に大きな差がある場合、受話器からの音は骨導音に変換されて反対側の内耳にも約 50 dB 減衰して伝わるため、反対側の耳に雑音を聞かせて（マスキングという）検査を行う必要がある。

聴力に異常がある場合、伝音難聴と感音難聴を区別するために骨導聴力検査が行われる。骨導受話器を耳後部（乳突部）に当て、250 Hz〜4 kHz の周波数領域で聴力レベルの検査を行う。気導聴力と骨導聴力の差を気導骨導差といい、伝音難聴の場合はこの差が大きくなる。骨導音の場合、受話器からの音は反対側の耳に 0〜5 dB しか減衰せずに伝わってしまうため、検査の際にマスキングが必要になる。また、検査する耳の外耳道は開放しておく。外耳道を閉鎖すると、聴力が 5 dB 程度向上してしまうためである。

表6.3　気導受話器の基準音圧レベル

周波数 [Hz]	音圧レベル [dB SPL]
125	45
250	27
500	13.5
1000	7.5
2000	9
4000	12
8000	15.5

IEC60318-1 に基づく

（5）── 楽器と音律

ヒトが感じる音の高さは、周波数の対数に比例している。ちょうど周波数が2倍または1/2となる2つの音の関係を1オクターブという（**表6.4**）。西洋音楽では、1オクターブを12音階に分割するが、この分割の仕方を決めるのが音律である。古くはピタゴラス音律から、純正律など、比が簡単な音律が用いられていたが、今日では、12音階が同じ比で並ぶ12平均律（図6.10）が広く用いられている。

平均律において、隣り合う音階の周波数の比は、$2^{\frac{1}{12}} = 1.059$ となる。2つの音を同時に鳴らしたとき心地よく響くかどうかは、その周波数の比で決まり、2倍（1オクターブ）の時は倍音として最もよく調和し、1.5倍（ドとソ）や4/3倍（ドとファ）も心地よい和音を形成する。しかし、1倍に近くなるほど不協和音として汚く感じられる。

基準となる音階（A4）の周波数は440 Hzと国際的に定められているが、実際の楽器はこれと少し異なる周波数に調律されることがある。また、音楽的なトレーニングを受けた人が音の高さを音階で正確に聞き取ることができる能力を絶対音感という。人の声の周波数は男声と女声で音域が少し異なるが、およそ2オクターブ程度である。これに対して、楽器から発生する音の周波数はもっと広い音域を持っている（図6.11）。

表6.4 各オクターブのC（ド）音の周波数

音階	周波数
C0	16.4 Hz
C1	32.7 Hz
C2	65.4 Hz
C3	131 Hz
C4	262 Hz
C5	523 Hz
C6	1047 Hz
C7	2093 Hz

「C4」は「第4オクターブのC（ド）音」をいう。他も同様。

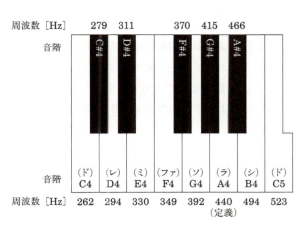

図6.10 12平均律による音階

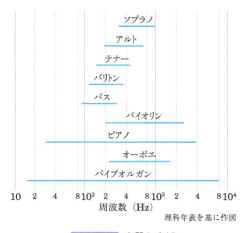

図6.11 楽器と音域

6.3　発声

解決すべき疑問　6.3

人の声はどのくらいの周波数か。また、声（日本語）のスペクトルの特徴を説明してみよう。

（1）── 発声

　肺からの呼気は気管、喉頭、咽頭腔、そして口腔から唇、または鼻腔を通って体外へ放出される。呼気が喉頭を通るとき、普通は妨げられることなく通過するが、声を出すときは、喉頭の一部である声帯が閉じられ、呼気の通過とともに振動して音を発生する。声帯から唇まで、鼻腔を含めた空洞の領域を声道という（図 6.12）。

　声帯は気管と喉頭腔の境界にある左右一対のひだ状の筋組織である（図 6.13）。声帯の開口部を声門といい、長さは 20〜25 mm 程度である。声帯はふだんの安静呼吸時においては弛緩した状態で、声門も開いているが、発声時は緊張した状態となり、声門はほぼ閉じられて呼気の通過とともに左右に振動する。呼気時の気管内圧は 0.5 cmH$_2$O* 程度であるが、発声時には 5 cmH$_2$O 以上にも上昇する。声帯に加わる力は、中央に寄せる力と上下に引っ張る力であり、その調節によって音の高さや音色を変化させる。声帯の振動は弦の振動とよく似た挙動を示すと言われる。

　声帯で発生する音は「ズー」とか「ブー」というような高調波を多く含んだ振動で、会話時の基本振動数（ピッチともいう）は男性の平均で C3（131 Hz）程度、女性ではほぼ 1 オクターブ高い A3（220 Hz）程度である。男性の場合、子供のときは女性と同じ基本振動数であるが、思春期

*単位 cmH$_2$O については、5.1 節（1）を参照

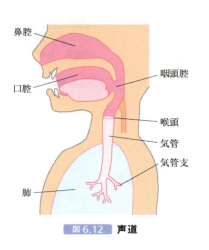

図 6.12　声道

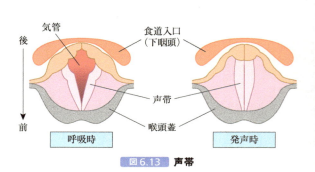

図 6.13　声帯

（12歳頃）に1オクターブ程度低下する（声変わりという）。また、自分の声は骨導音として聞こえるが、低音が良く伝わるため他人が聞く音に比べて低い音に聞こえる。歌唱の場合は基本振動数を広い範囲で変化させる。地声（胸声）で出る音域は2オクターブ程度で、例えば男声バスでは平均すると G2（98.0 Hz）〜G4（392 Hz）の範囲である。裏声（頭声）を用いると、さらに1オクターブ程度高い音まで出せる。

喉頭摘出手術を受けて声帯を失うと、発声できなくなる。その場合、人工的に音を発生する人工喉頭を用いることで発声が可能になる。人工喉頭はブザー音に似た音を発生し、顎の下の最も良く響く場所に皮膚の上から押し当てて使う。

（2）── 構音

声道の形を変えることにより、声帯から出た音に音色の変化を与えることを構音という。声道はフォルマントと呼ばれる4〜5個の共鳴振動数を持っていて、口の形を変えることで、共鳴振動数を変化させることができる。フォルマント振動数は低い方から第1フォルマント（F1）、第2フォルマント（F2）、のように呼ぶ。第1フォルマントは主に顎の開き方で決まり、第2、第3フォルマントは舌の位置の影響を受ける。声帯から出た喉頭音はフーリエ級数で扱えるような比較的単純なスペクトルを持つが、声道の共鳴特性を受けてスペクトルが変化する。最終的に音声として放射されるスペクトルの例を図6.14に示す。

母音はフォルマントの違いによって作り出される。声道の長さは成人男性の平均で 17.5 cm、成人女性で 14.7 cm である。簡単には、声門から唇までの声道を断面積一定で長さ 17.5 cm の閉管でモデル化することが

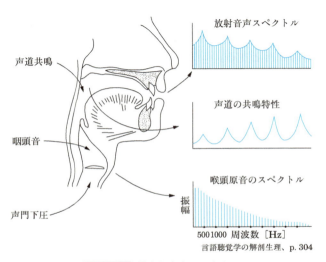

言語聴覚学の解剖生理、p. 304

図6.14　構音と音声スペクトル

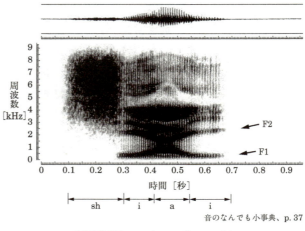

図6.15 スペクトログラムの例

できる。子音を出すには、唇や舌と歯茎などを使って発生させる摩擦音や破裂音が重要な要素となる。声道が完全に閉鎖されたあと一瞬発生するのが破裂音で、声道の閉鎖が不完全で連続的に出てくるのが摩擦音である。

音の信号を成分に分解して周波数や波長による分布をグラフ化したのがスペクトルであるが、音声は刻一刻スペクトルが変化していく。詳しく音声の分析を行うのが、スペクトログラムである。スペクトルの時間的変化を表すために、横軸に時間を取り、スペクトルの周波数を縦軸に、その成分の強さを色の濃さで表したものをスペクトログラムという。**図 6.15** は「試合」という言葉を発声したときのスペクトログラムの例である。図の上に時間波形も示されている。最初の子音の時間帯では、スペクトルにはっきりした構造は見られず広い連続スペクトルになっているが、「い」「あ」などの母音の時間帯では、それぞれに特徴的なスペクトル（**F1**、**F2** などのフォルマント）が見られる。

練習 6.5

長さ 17.5 cm の閉管における共鳴の基本振動数を求めよ。ただし、音速を 340 m/s とする。

6.4 音を利用した機器

解決すべき疑問 6.4

医療や日常生活の中で使われる、音を利用した機器を挙げてみよう。

(1) ── 聴診器

聴診器（**図 6.16**）は医師や看護師が患者の体内から発生する微弱な音を聴くのに用いられる。身体に当てる側をチェストピースといい、耳に挿入する部分をイヤピースという。チェストピースの一方に貼られた薄い膜の部分をダイアフラムといい、この面では低音域をカットして高音域のみを拾い上げる。もう一方はベルと呼ばれるラッパ状の集音部で、この面では全領域の音を拾い上げる。チェストピースの接続部で、ダイアフラム面とベル面を切り替えて使用することができる。最近では、チェストピースの中にマイクを設置した電子聴診器も現れていて、微弱な生体音を増幅したり、周囲の騒音を抑制したりすることが可能になっている。

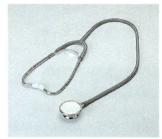

提供：㈱ヤガミ

図 6.16 聴診器

(2) ── 補聴器

難聴で音の聞こえが悪い場合に、聴力を補うための音の増幅器を補聴器という。形状としては耳殻の後ろに引っかける耳かけ型、外耳道に挿入するカナル型などがあり、骨伝導を利用する骨伝導型もある。最近ではデジタル信号処理をするタイプが多い。最近のものは電池を内蔵しても極めて小型で目立たなくなっている。

一般に、両耳の聴力レベルが 45 dB HL 以上の難聴の場合に補聴器が必要となるが、聴力レベルは低くても会話に不自由を感じる場合には、補聴器の利用が検討される。必要性を判断するには、正弦波のような純音による聴力検査だけでなく、言語を用いた語音聴力検査を併用する必要がある。

(3) ── マイクとスピーカー

マイク（microphone の略称）は、音波の振動を電気信号に変換する装置である。よく使われるコンデンサーマイク（**図 6.17**）は、2 枚の金属

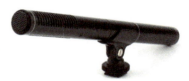

提供：Arnut09Job／Shutterstock

図 6.17 コンデンサーマイク

の電極でコンデンサー（**8.1 節**参照）を形成する。電極間に直流電圧をかけておくと、音波の振動により電極間の距離が変化し、静電容量の変化から電圧を取り出すことができる。取り出せる電圧変化は小さいので、増幅器が必要になる。音波の振動を測定する場合、マイクは圧力の変化すなわち音圧を検出するので、空気分子の振動を直接検出しているわけではない。定常波の場合、空気分子の振動が最も大きいところでは音圧の変化は最も小さく、振動が最も小さいところでは音圧の変化が最も大きくなる。

　スピーカー（**図 6.18**）は電気信号を音波振動に変換する装置である。音声信号に応じてスピーカー内部にあるコイル（ボイスコイルという）に電流が流れると、コイルは永久磁石が作る磁場によって力を受けて振動する。それをコーン紙に伝えて空気を振動させ、音波を発生させる。普通はスピーカー単体ではなく、低音用、高音用など複数のスピーカーを1つの箱に取り付けたスピーカーシステムとして用いられる。

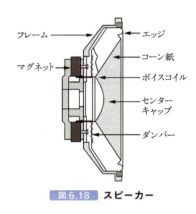

図 6.18　スピーカー

章末問題　6

- **6.1** スピーカーから振動数 f の音波を発生させ、長さを変えられる閉管が共鳴する最短の長さを L_1 とする。管を長くしていって次の固有振動が起きる長さを L_2 として、音速を求めよ。
- **6.2** 耳小骨の働きにより、空気中の音のエネルギーの 50 % が内耳に到達することを計算で確かめてみよ。
- **6.3** 160 dB SPL の音圧レベルで鼓膜が破裂する。音圧に換算するとどのくらいか。
- **6.4** ヘリウムガスと酸素の混合気体（ヘリウム 4：酸素 1）を吸ってから話すと声が高くなるのはなぜか。
- **6.5** 低音になるとあまり方向性が感じられなくなるのはなぜか。
- **6.6** 伝音難聴の場合、骨伝導型の補聴器が有効なのはなぜか。
- **6.7** カラオケの機械で、旋律の音の高さをずらして演奏（移調という）しても、元の旋律と同じ旋律に聞こえるのはなぜか。
- **6.8** 母音と子音のスペクトルの違いを列挙せよ。

第7章
光と視覚

7.1 光の性質

解決すべき疑問 7.1

この章では、光と視覚について学ぶ。光とは波なのか、粒子なのか、それぞれの根拠を挙げてみよう。

（1）—— 光とは何か

　人間の目に見える光のことを可視光線という。赤外線や紫外線は目に見えないが、可視光線と同じ性質を持っている。17世紀、光学の分野を開拓したニュートンは光を粒子と考えていた。しかし、1805年にヤングが行った干渉実験によって、光は波の性質を持つことが確かめられた。1864年にマクスウェルは、電場と磁場を伝える波として電磁波の存在を予言し、可視光線は電磁波の一種に違いないと考えたが、この予言はヘルツによって確かめられた。一方、1905年にアインシュタインは、光がエネルギーを運ぶ粒子（光子）であるという仮説を発表し、光電効果を説明した。これにより、光は粒子の性質を持つことが確実となった。光に対する見方はこのように変遷しているが、実際、光は波の性質と粒子の性質の両方を持っているのである（**9.1節**参照）。

　光の速さは非常に大きく、実験的に求められるようになったのは1849年のフィゾーによるものが初めてである。現在では、真空中の光速は299792458 m/s（約30万km/s）と定義されている。物質中の光速は真空中よりも小さくなる。物質によって光速が異なることは、光が媒質の境界面で屈折を起こす原因となる。アインシュタインの相対性理論によれば、光より速いものは存在せず、光速を超える速さで情報を伝えることはできない。人間にとって光はエネルギー源であると同時に情報源であって、欠くことのできないものである。

（2）── 太陽光と熱放射

太陽は地球から1億5000万 km の距離にあり、表面温度は約 5800 K である。この表面から熱放射によって放出されているのが太陽光である。地球上で得られるエネルギーのほとんどは太陽の熱放射によるもので、太陽から放出される光のエネルギーは、地球付近で 1.37 kW/m² になる（太陽定数）。日本では、約 1 kW/m² 程度である。

太陽光の波長は、紫外線から赤外線の広い範囲にわたり、500 nm（ナノメートル：10^{-9} m）付近の光の強度が最も大きい（図7.1）。後で述べるように、太陽の周囲や大気中の特定の物質による吸収が暗線（フラウンホーファー線）として見える。

地球は全体で太陽から 174 PW（ペタワット：毎秒 10^{18} J）もの大きなエネルギーを受けている。この可視光線を中心とする熱放射エネルギーのうち、30 ％はそのまま宇宙へ反射されるが、地球で吸収された残りの 70 ％も結局は赤外線として地球表面から宇宙に放出されることになる。吸収されるエネルギーと放出されるエネルギーが等しくつり合っていれば地球の温度は変化しないが、このバランスが崩れて放出されるエネルギーが少なくなると、地球の温度は上昇する。これが地球温暖化現象である。

アインシュタインは光を 1 個あたり hf というエネルギーを運ぶ粒子（光子という）と考えた。h はプランク定数で $h = 6.6 \times 10^{-34}$ J・s、f は光の振動数である。光速を c、光の波長を λ とすれば $f = c/\lambda$ である。つまり、波長の短い（振動数が大きい）光子ほどエネルギーが大きい。可視光線の振動数は $4 \sim 7 \times 10^{14}$ Hz 程度である。電磁波（光子）は波長が長いものから、電波—マイクロ波—赤外線—可視光線—紫外線—X線—γ線の順に名づけられている（表7.1）。

■ 熱放射

高温の物体がその温度に応じて電磁波（光）を放射する現象を熱放射という。白熱電球や太陽光の発光は熱放射によるものである。高温の物体ほど短い波長の電磁波を多く放出し、放出されるエネルギーも大きい。ちなみに、白熱電球のフィラメントは 2800 K 程度である。熱放射は電磁波によって熱が移動するので、その途中に物質が存在する必要はなく、真空中であっても熱の移動は起こる。

エネルギーの吸収・放出が理想的に行われるものを黒体という。黒体からの放射エネルギー密度の波長依存性を図7.2 に示す。縦軸、横軸ともに対数目盛となっている。熱放射による放射光のエネルギー密度が最大になる波長 λ_m と温度 T との間には、$\lambda_m T = 2.9 \times 10^{-3}$ [m・K]（ウィーンの変位則）という関係がある。表面温度約 5800 K の太陽では波長 500 nm の青緑色光で放射光のエネルギー密度が最大になるが、人間は表面温度

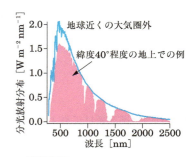

図7.1 太陽光のスペクトル

表7.1 電磁波の波長と名称

名称	波長
電波	10 cm 以上
マイクロ波	100 μm〜10 cm
赤外線	0.7〜100 μm
可視光線	0.4〜0.7 μm
紫外線	10 nm〜0.4 μm
X線	10 pm〜10 nm
γ線	10 pm 以下

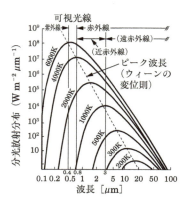

図7.2 ウィーンの変位則

310 K なので波長 10 μm 程度の遠赤外線を多く出していることになる。これを測定して皮膚表面温度の分布を画像化するのがサーモグラフィーである（**9.6 節**参照）。

> **練習 7.1**
>
> 波長 5×10^{-7} m の光子 1 個の持つエネルギーを求めよ。

（3） 光のスペクトル

光は電磁波の一種で、その色は波長で決まる。可視光線は、波長にして 380 nm～770 nm 程度である。短波長側から色にして、紫―藍―青―緑―黄―橙―赤の順（虹の七色）となる。波長の異なる光を分解する分光器（**図 7.3**）を初めて作ったのはニュートンである。プリズムが波長によって異なる屈折率を示すことを利用して、白色光を様々な色の成分に分解した。

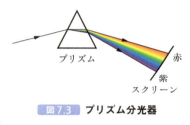

図 7.3 プリズム分光器

波の信号をその成分に分解し、振動数や波長による分布をグラフなどで示したものをスペクトルという（**図 7.4**）。光のスペクトルには、原子スペクトル放電管など特定の波長だけが発光する線スペクトルと、白熱電球や太陽光など熱放射により広い波長範囲で発光する連続スペクトルがある。また、蛍光灯は水銀放電管によって発生した紫外線を管壁の蛍光体が吸収し、可視光の広いスペクトルを持つ蛍光に変換して放出するもので、そのスペクトルは水銀による線スペクトルと、蛍光体による連続スペクトルが重なったものになる。

原子は発光すると同時に光を吸収もする。太陽光を分析すると、特定の波長の光が吸収されて暗線が見える（フラウンホーファー線）。これは太陽の周囲や地球の大気中の分子により光が吸収されるために起こる。

水素原子は 1 個の陽子からなる原子核と 1 個の電子からなり、電子は原子核の周りの軌道を回っている。ボーアは水素原子の線スペクトルを説

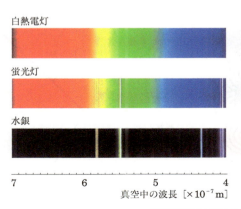
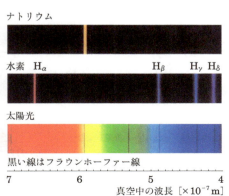

図 7.4 いろいろな光のスペクトル

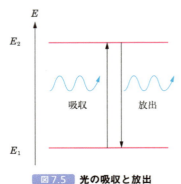

図7.5 光の吸収と放出

明するために、電子の軌道半径が自由な値をとることはできず、とびとびの決まった軌道しか許されないという仮説を発表した（1913年）。電子の軌道半径がとびとびであれば、そのエネルギーもとびとびの値（エネルギー準位という）をとる。異なる状態の間で遷移が起こるとき、状態間のエネルギー差に等しいエネルギーを持つ電磁波を吸収したり放出したりする（図7.5）。このため、原子は特定の波長の光を吸収・放出することになる。このボーアによる量子仮説は、その後、量子力学として確立された。

例えば、原子スペクトル放電管による線スペクトルは、原子の異なる電子状態間のエネルギー差に等しいエネルギーを持つ光に対応しており、線スペクトルを分析すれば原子のエネルギー状態を詳しく調べることができる。このように、可視光線を含む電磁波は原子・分子がエネルギーを外部とやりとりするときに中心的な役割を果たす。そのことから、さまざまな波長の電磁波を計測することで、物質内部にある原子・分子のエネルギー状態に関する情報を得ることができるのである。

（4）── 光の反射・屈折

■ ホイヘンスの原理

波が伝わるときに、波の山と山、あるいは谷と谷のように振動の状態が等しい点を結んだものを波面という。波の進行方向と波面は垂直である。波面が平面である波を平面波、波面が球面である波を球面波という。波面の各点からは波の進む前方に球面波が出ていて、それらに共通に接する面が次の瞬間の波面になる（図7.6）。これをホイヘンスの原理という。

■ 反射と屈折

波が異なる媒質に入るときに、その境界線で反射や屈折が起こる（図7.7）。反射において、入射角と反射角は等しい（反射の法則）。また、それぞれの媒質中の速度が異なるため、屈折が起こる。

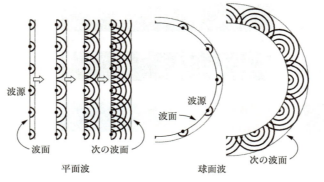

図7.6 ホイヘンスの原理

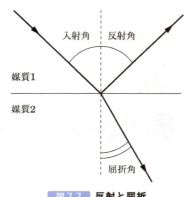

図7.7 反射と屈折

媒質 1 における波の速さを v_1、媒質 2 における波の速さを v_2 とするとき、入射角 θ_i と屈折角 θ_r の間には、$\dfrac{\sin\theta_i}{\sin\theta_r}=\dfrac{v_1}{v_2}=n_{12}$ という関係がある（屈折の法則／スネルの法則）。ここで、n_{12} は「媒質 1 に対する媒質 2 の屈折率」と呼ばれる。電磁波の場合、真空に対する媒質の屈折率を、単にその媒質の屈折率という。

屈折の法則はホイヘンスの原理を用いて導かれる。**図 7.8** に示すように媒質 1 と媒質 2 の境界線上に長さ d の線分を考える。ここに入射角 θ_i で入射した波は一部が媒質 2 に入って速度 v_2 で進む間、残りの部分は媒質 1 を速度 v_1 で進む。両方の波面が連続につながるためには、波が屈折角 θ_r の方向に屈折して進み、$d\sin\theta_i$ と $d\sin\theta_r$ の比が速度 v_1 と v_2 の比に等しくならなければならない。

$\theta_i>\theta_r$ のとき、入射角を大きくしていくと、$\theta_r=90°$ となって境界で完全に反射されるようになる。この状態を全反射という。このときの入射角を臨界角といい、θ_T で表せば、$n_{12}=\sin\theta_T$ である。

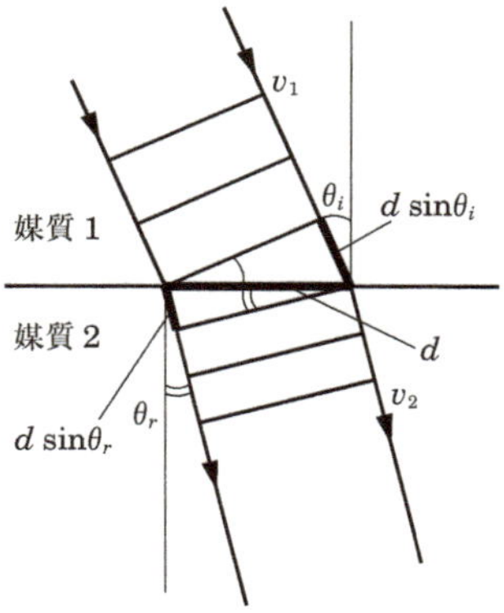

図7.8 屈折の法則

> **練習 7.2**
>
> 屈折率 1.51 のガラス（外側は空気）の臨界角を求めよ。

（5）── 結像公式（レンズの式）

レンズには中央部が厚くなった凸レンズと薄くなった凹レンズがある。ヒトの眼は凸レンズであるが、近眼のとき矯正のためにかける眼鏡は凹レンズである。網膜上には物体の実像が作られ、それを視細胞で検出する。実像とは実際にスクリーン上に明るくできる像であり、虚像とはあたかも存在しているかのように見える像である。プロジェクターでスクリーンに映される像は実像であるが、虫眼鏡で拡大するとき見ているのは虚像である。

凸レンズに平行光を入れると光は焦点 F に集まり、焦点 F を通った光が凸レンズを通過すると平行光になる。これに対して、凹レンズに平行光を入れるとレンズの手前の焦点 F から光が出たように屈折する（**図 7.9**）。レンズの中心から焦点までの距離を焦点距離という。また、薄いレンズの中心を通る光は直進するものと考えてよい。

■ 凸レンズによる実像

レンズと物体の距離を a、レンズと像の距離を b、レンズの焦点距離を f として、$a>f$ において $\dfrac{1}{a}+\dfrac{1}{b}=\dfrac{1}{f}$ と表せる。このような式を結像公式（レンズの式）という。この式を導くには次のように考える。**図 7.10** で △ POA

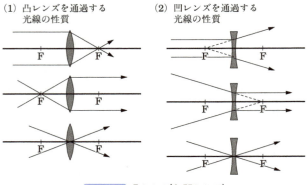

図7.9 凸レンズと凹レンズ

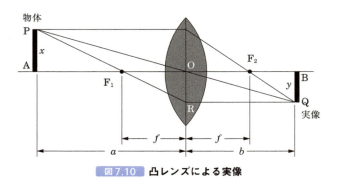

図7.10 凸レンズによる実像

と△QOBは相似なので、$\frac{a}{b}=\frac{x}{y}$、△PF$_1$Aと△RF$_1$Oも相似なので、$\frac{a-f}{f}=\frac{x}{y}$ となる。$\frac{a}{b}=\frac{a-f}{f}=\frac{a}{f}-1$ と変形して両辺を a で割れば、$\frac{1}{a}+\frac{1}{b}=\frac{1}{f}$ が導かれる。(**図 7.10** では、光線がレンズの中心で屈折するように簡略化して描いてあるが、実際には、境界面 2 ヵ所でそれぞれ屈折が起こる。)

また、空気中で焦点距離 f のレンズは、屈折率 n の媒質中では焦点距離が nf に変化する。ヒトの眼の場合、眼の内部では水とほぼ等しい屈折率であることに注意する必要がある。

■ 凸レンズによる虚像

レンズと物体の距離を a、レンズと像の距離を b、レンズの焦点距離を f として、$f>a$ において $\frac{1}{a}-\frac{1}{b}=\frac{1}{f}$ と表せる。

■ 凹レンズによる虚像

レンズと物体の距離を a、レンズと像の距離を b、レンズの焦点距離を f として、$\frac{1}{a}-\frac{1}{b}=-\frac{1}{f}$ と表せる。

以上の3つの場合の結像公式を1つの式にまとめてみよう。レンズの

焦点距離を、凸レンズでは正の値、凹レンズでは負の値（$-f$）で表し、物体の距離 a は常に正に取り、レンズと像の距離 b はレンズに対して物体と反対側に像ができるときは正、同じ側にできるときは負で表すことにすると、結像公式は $\dfrac{1}{a}+\dfrac{1}{b}=\dfrac{1}{f}$、像の倍率は $m=\dfrac{b}{a}$ で全て表せることになる。

■ 光線の収束度

レンズによる効果をわかりやすく表現するために、収束度という量を用いる。光線が1点に収束した後、距離 d［m］進んだ位置での光線の収束度を、$U=-1/d$ と定義する。収束度の単位は 1/m であるが、D（ジオプターまたはジオプトリー）と呼ぶ。光線が収束していく場合は正の収束度、発散していく場合は負の収束度で表す。

真空中（空気中でもほぼ同じ）におけるレンズの焦点距離が f［m］であるとき、レンズの屈折力を $D=1/f$［D］と表す。凸レンズは正の焦点距離、凹レンズは負の焦点距離として、屈折力も正負の値を取る。例えば、焦点距離 0.5 m の凸レンズの屈折力は、$1/0.5=2.0$［D］と求められる。レンズを通過することで光線の収束度はレンズの屈折力の分だけ変化する。レンズを重ねると、総合的な屈折力はそれぞれのレンズの屈折力の和になる。

凸レンズによる実像の生成を光線の収束度を用いて表してみよう。物体からレンズまでの距離が a であれば、レンズに入射したときの光線の収束度は $U=-1/a$、一方、レンズから像までの距離が b であればレンズから出て行く光線の収束度は $V=1/b$ でなければならない。レンズの屈折力を D とすれば、$U+D=V$ となる。値を代入すれば、$-\dfrac{1}{a}+\dfrac{1}{f}=\dfrac{1}{b}$ という関係が得られるが、これはまさに結像公式に他ならない。

■ 収差

球面レンズにおいては、レンズの中央部と外周部では焦点距離が異なり、凸レンズでは外周部の方が焦点距離が短くなる。これを球面収差という。この欠点を除去するには非球面レンズを用いる必要がある。また、レンズ材料の屈折率が波長によって異なることから、色によって焦点距離が異なることがある。これを色収差という。この欠点を除去するには、屈折率の波長依存性が異なる材料で作ったレンズを貼り合わせて屈折率の波長依存性を打ち消したアクロマートレンズを用いる。

練習 7.3

屈折力 −2.0 D とはどんなレンズか。

7.2 眼と屈折

解決すべき疑問 7.2

近視とは眼のどういう状態か、レンズで矯正するにはどうしたらよいか、考えてみよう。

（1）── 眼の構造

ヒトの眼（**図 7.11**）は直径約 24 mm の球形で、前面の角膜と呼ばれる透明部分から光が入射し、房水で満たされた前房を通って水晶体に入る。前房と水晶体で凸レンズを形成しており、水晶体の厚さを調節することによって、常に網膜上に倒立した実像を結ぶようになっている。角膜から入射した可視光線の 50 % 程度が網膜に到達する。水晶体の前面には虹彩があり、その開口部を瞳孔という。

網膜は厚さ 200〜250 μm の薄い膜で、一番奥に視細胞があり、手前に神経細胞が続いている。視神経の出口は視神経乳頭であるが、ここには視細胞がないため盲点（マリオット盲点、盲斑）となる。

■ レンズとしての眼

グルストランドの略式模型眼（**表 7.2**）によると、眼全体を凸レンズと考えたときの焦点距離は、調節休止時（遠方を見るとき）において、前方焦点距離（空気の屈折率 1.000）16.7 mm、後方焦点距離（房水や硝子体の屈折率 1.336、水晶体の屈折率 1.413）22.4 mm である。前方と後方では媒質の屈折率が異なるため、焦点距離に違いが出る。また、これを光線の屈折力に直すと 59.7 D となる。

このモデルでは、角膜から像側の後方焦点までの距離（眼球の大きさとは異なる）は、調節休止時に 24.2 mm、極度調節時（近くを見るとき）

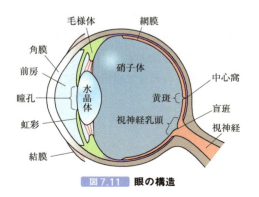

図 7.11 眼の構造

表 7.2 グルストランドの略式模型眼

項目	調節休止時	極度調節時
屈折力	59.7 D	70.5 D
前方焦点距離	16.7 mm	14.2 mm
後方焦点距離	22.4 mm	18.9 mm
角膜から後方焦点まで	24.2 mm	21.6 mm

眼光学の基礎, p. 120 に基づく

に21.6 mmである。主に水晶体の厚さを変化させることで、ピントを調節することができる。極度調節時の屈折力は70.5 Dとなり、調節力は10 D程度である。角膜より内側では屈折率が高くなるので、眼のレンズとしての屈折効果の大部分（約40 D）は角膜表面で起こる[*]。

眼の調節力は年齢とともに低下する（**表7.3**）。20歳のときには10 D程度あるが、表に示すように60歳では1 D程度となってしまう。明視できる最も遠い点を遠点、最も近い点を近点という。

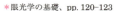

[*] 眼光学の基礎、pp. 120–123

表7.3 年齢と調節力

年齢	調節力
10歳	14 D
20歳	10 D
30歳	7 D
40歳	4 D
50歳	2.5 D
60歳	1 D
70歳	0.5 D

■ **絞りと瞳孔**

瞳孔は直径2 mmから8 mm程度で変化する。カメラの絞りと同様に、光量を変化させる役割があるほか、開口が小さいほど焦点深度が深く像がぼけにくくなる。これは、レンズの収差による影響が少なくなるためである。

■ **明視の距離**

最も楽によく見える距離のことを明視の距離という。正常な眼では25 cm程度であるが、近視の場合は短く、遠視の場合は長くなる。虫眼鏡や顕微鏡で物体を拡大視するとき、眼から像までの距離を明視の距離に置くとよい。倍率を計算するときもこの距離を用いる。

練習7.4

前方焦点距離と後方焦点距離の違いから、角膜後方の平均屈折率を求めよ。

（2） 視力検査

視力とは、5 mの視距離における眼の分解能を角度θ（単位は分角。1分角は1/60度）で表したとき、その逆数$1/\theta$で定義される。例えば5 m離れたところにある1.5 mmの間隔が識別できたとすれば、視角としては1′（「′」は分角を表す記号）に相当する。したがって、視力は1.0となる。よく使われるランドルト環（**図7.12**）の視力1.0に相当する図形は、外径7.5 mm、太さ1.5 mmの円の一部が1.5 mm幅で切断されたものである。

成人の視力検査はランドルト環、または数字、文字などの視標を並べた字づまり視力表（**図7.13**）を用いて行い、裸眼視力検査と眼鏡などを装着した矯正視力検査がある。視力の数値は本来等比級数で並べるべきだが、視力表は0.1～0.9まで0.1刻みで、1.0、1.2、1.5、2.0となっているものが多い。わが国では、運転免許証の交付に0.7以上の視力を必要とすること、児童への視力検査で0.7～0.9を1つのグループとして判定す

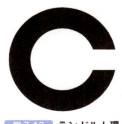

図7.12 ランドルト環

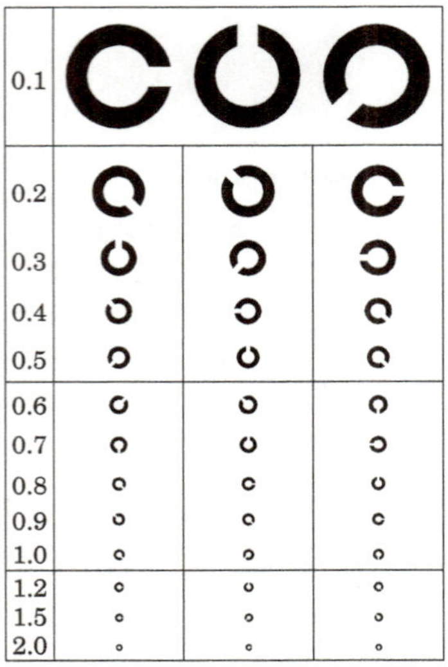

ることにより、0.7、0.9 という視標が必要となるためである。

視力の判定基準は、視標を 3 秒間提示して 50 % 以上を正答することである。最小の 0.1 の視標が見えない場合は、視力表に近づいて見えた距離を測る。5 m 用の 0.1 の視標が 1 m の距離で見えれば、$0.1 \times 1 \div 5 = 0.02$ となる。視力は明るさの対数に比例して変化するので、照明も重要である。視力表の白地部分（背景）の輝度は 200 cd/m² 程度と規定されている。

網膜内の光受容器の分解能（約 5 μm）と瞳孔から網膜までの平均距離（約 24 mm）から考えて、正常な眼の視力は 1.2～1.5 程度と考えられる。小児の視力検査は、視標ひとつだけを表示した字ひとつ視力表を用いて行う。ヒトの視力は生後 2 ヵ月で 0.01、8 ヵ月で 0.1、2 歳で 0.5、3 歳半で 1.0 に達すると考えられている。老視、遠視の検査や弱視の治療検査においては、30 cm の距離から見る近見視力検査が行われる。

図 7.13　字づまり視力表

練習 7.5

視力 2.0 の視標が見えると 10 m 先の何 mm の間隔が識別できることになるか。

（3） 屈折検査

屈折検査とは、眼鏡などで視力の矯正を行う場合の検査で、機械によって行う他覚的屈折検査と、被験者に回答を求めて行う自覚的屈折検査が併用される。

■ 他覚的屈折検査

他覚的屈折検査はオートレフラクトメータ（オートレフと略すことが多い）という装置（図 7.14）で自動的に行われる。結像式と呼ばれるオートレフでは、光源からの光を眼底で反射させ、最も鮮明な像が得られるレンズの位置から、眼の屈折力（球面度数 S）を求める。正視眼の場合に比べて、近視眼では像が小さく、遠視眼では像が大きくなる。

眼のレンズが焦点を結ぶ位置が方向によって異なるとき、正乱視という。ほとんどの乱視は正乱視として扱われる。乱視の度合いは、ある方向軸と直交する軸の間の屈折力の違いによって表す。乱視があると、リングの像が楕円となるため、その形から数値を求めることができる。

角膜の曲率半径を求めるのがケラトメータと呼ばれるオートレフの機能である。角膜の中心から 3～4 mm のところの角膜表面の曲率を測定すれば、屈折力に変換することができる。例えば、曲率半径が 7.85 mm のとき、屈折度は 43.0 D となる。曲率半径が小さいほど屈折力は大きく、曲率半径が大きいと屈折力は小さくなる。

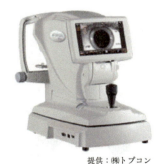

提供：㈱トプコン

図 7.14　オートレフラクトメータ

■ 自覚的屈折検査

検眼レンズを取り替えて視力検査を行うレンズ交換法が一般的である。片眼ずつ、±0.25 D ステップで球面レンズを交換し、最高視力の得られる球面レンズ度数を求める。続いて乱視検査に進む。乱視がある場合は、乱視による屈折力の差の 1/2 が球面度数に加わっていると考えられる。乱視表（図 7.15）を用いた検査では、まず焦点を前方にずらすための球面レンズを加えてから、中心から放射状に直線が描かれた図形を見て、後方の焦点ではっきり見える方向軸（水平面からの角度 A）を求める。乱視の軸が決まったら、円柱レンズを用いて軸と直角方向の屈折力のみを変化させ、両方の焦点を一致させる。乱視の度合いは軸の方向と直交する軸の間の屈折力の違い（C 値）によって表す。最後に、最高視力が得られるように球面レンズ度数を再調整する。

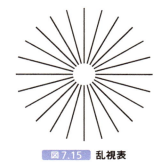

図 7.15　乱視表

■ 二色検査（赤緑検査）

眼のレンズは、色収差という現象により波長によって焦点の位置が微妙に異なる。緑の光の方が焦点距離が短く、赤の方が長い。その屈折力の差は 1.0 D 程度である。この性質を利用して、眼鏡レンズの球面度数の微調整を行うときに、二色検査（図 7.16）が行われる。赤と緑の図形がどちらも同程度はっきり見えるようにすると、レンズの度数が中間の最も感度の高い黄色の波長領域でぴったり合ったことになる。

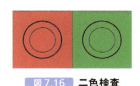

図 7.16　二色検査

（4） 視力の矯正

正常な眼（正視眼）では、無限遠にある物体の像が網膜上にできる。近視眼とは無限遠にある物体の像が網膜よりも前にできるもので、負の屈折力を持つ凹レンズによって矯正できる。遠視眼とは無限遠にある物体の像が網膜よりも奥にできるもので、正の屈折力を持つ凸レンズによって矯正できる（図 7.17）。矯正は眼鏡またはコンタクトレンズで行うが、眼科医による処方が必要である。近視の原因には大きく分けて、眼球が前後に長いために起こる軸性近視と、屈折が大きくて網膜よりも前に焦点を結ぶ屈折性近視がある。また、加齢によって水晶体が硬化して近いところに焦点が合わせられなくなったり、調節力が低下したりするものを老視という。

眼の屈折異常の程度は、レンズ後面と角膜頂点の間が 12 mm の距離に置かれた矯正レンズの度数で定義される。コンタクトレンズでは、この距離が眼鏡と異なるため、同じ眼でも必要なレンズの屈折力は異なることに留意する必要がある。近視眼の場合、コンタクトレンズの方が眼鏡よりも度数が小さくてすむが、遠視眼の場合、逆にコンタクトレンズの方が度数は大きくなる。老視で調節力が低下した場合、視線の変化によって異なる屈折力が得られる累進多焦点眼鏡（遠近両用眼鏡）が用いられることがあ

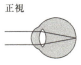
正視

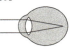
近視

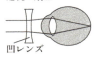
近視の矯正
凹レンズ

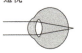
遠視

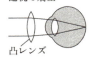
遠視の矯正
凸レンズ

図 7.17　視力の矯正

る。近視の外科的治療として、レーザーを用いて角膜の屈折力を減少させるレーシック（LASIK）手術なども最近行われるようになった。

7.3 眼と明るさ・色

解決すべき疑問 7.3

明るさや色はどのように眼で感じられるか、考えてみよう。

（1）── ヒトの視細胞

網膜の一番奥に視細胞がある。視細胞には桿体（桿状体）と錐体（錐状体）の2種類がある（**図7.18**）。桿体は1億個程度あり、網膜全体に広く分布していて、主に暗いところで明るさのみを高い感度で認識する。光感受物質はロドプシンであり、波長500 nm（青緑）で最大感度となる。暗いところに入ってしばらくすると（30分以内）ロドプシンが合成され、光が当たると反応を起こすようになる。これを暗順応という。

錐体にはS、M、Lの3種類があって、合計600万個程度が網膜中央の黄斑に集中して存在し、明るいところではこの3種類の組み合わせで色を認識する。細かい形の認識も錐体の役割である。光感受物質は、それぞれシアノラーベ（S：青430 nmが最大感度）、クロロラーベ（M：緑530 nmが最大感度）、エリスロラーベ（L：黄色560 nmが最大感度で黄色から赤にかけて感度を持つ）と呼ばれるタンパク質（錐体オプシン）である。**図7.19**に示すように3種類の錐体は感度の波長依存性が異なるため、ある波長の光を検出すると、それぞれの統計的重みから色として認識

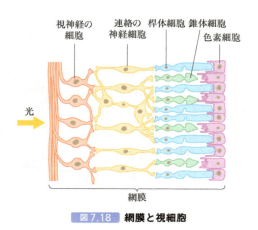

図7.18 網膜と視細胞

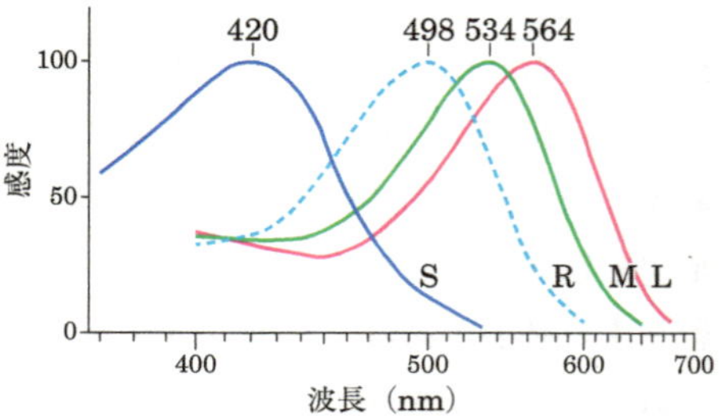

図7.19 視細胞の吸収曲線

Bowmaker and Dartnall (1980), J. Physiol. 298, 501 を基に作図

することになる。錐体全体では 555 nm（黄色）が最大感度となる。明るい場所では赤がよく見えるのに暗い場所では青がよく見えるのはこのためで、プルキンエ現象（プルキンエシフト）といわれる。

ヒトの視細胞には色を感じる錐体が 3 種類あるのに対して、大部分の哺乳類は青と緑に感度を持つ 2 種類の錐体しかないため緑から赤の細かい色の違いが見分けられない。逆に、鳥や昆虫には近紫外光に感度を持つ錐体を含む 4 種類の錐体を持つため広い波長の色を見分けられるものがある。

（2） 明るさ

■ 明るさの単位

光源から放射される光の単位時間あたりのエネルギーは光パワー（単位 W）で表される。これを人間が感じる明るさに対応させるため、555 nm をピークとした比視感度曲線（図 7.20）を考えた光の放射量が光束である（単位 lm、ルーメン）。この場合、全波長領域の光パワーが 1 W であれば 683 lm となる。例えば、消費電力 100 W の白熱電球から出る光束は 1500 lm 程度である。

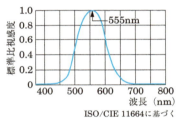

図 7.20 標準比視感度曲線

光源から放射状に拡がる光束のうち、ある方向に向けられたものを光度（単位 cd、カンデラ）という。1 lm の光束が全方向に放射されているとき、半径 1 m の球の表面積は 4π m^2 であるから、球面上の 1 m^2 を通過する光束を考えれば、光度は $1/4\pi$ cd と表される。1 cd はロウソク 1 本が放射する光度に相当する。例えば、自動車のヘッドライトは 15000 cd 以上の光度と規定されている。

その場所の明るさを照度（単位面積あたり光束）といい、単位は lx（ルクス）である。1 m^2 の面積を 1 lm の平行な光束で照らしたとき、照度は 1 lx である。夏の晴天時の太陽光下の照度は 100000 lx、蛍光灯で照明された明るい室内は 500 lx、満月の明かりは 0.2 lx 程度である。

発光体がある面積を持っている場合、単位面積あたりの光度を輝度といい、単位は cd/m^2 で表す。例えば、同じ光束であっても、蛍光灯は発光面積が広くて輝度が低いが、白熱電球は発光体が小さいため輝度が高くまぶしく感じられる。

■ 人間が感じる明るさ

肉眼で見える限界といわれる 6 等星の明るさが 10^{-8} lx であり、許容できる最も強い光を太陽光の 100000 lx として、人間が感じる明るさは 10^{-8}〜10^5 lx と広い範囲におよぶ。0.001 lx 以下では桿体のみが働く暗所視であるが、数十 lx 以上では錐体のみが働く明所視になる。その中間では桿体と錐体の両方が働く。ウェーバー-フェヒナーの法則によれば、人

間の感覚が感じる量は刺激量の対数に比例する。また、弁別可能な刺激の最小変化量は刺激の大きさに比例する。明るさの感覚はこの法則に従う。

練習 7.6

1500 lm の光源から全方向に光束が放射されているとき、1 m 離れたところでの照度を求めよ。

（3）── 偏光

光は電磁場の振動する横波であるが、電場の振動方向が 1 方向に偏った光（図 7.21）を偏光した光または単に偏光という。偏光していない光から偏光した光を作るには、偏光板という半透明の材質を通す。偏光板は特定の方向の偏光のみを透過させる性質があり、2 枚の偏光板の偏光方向を直交させて重ねると、光を全く通さなくなる。

光が物体の表面や、水面などで反射すると、反射光はかなり強く偏光する。これは、偏光の方向により、反射率に大きな違いがあることによるものである。偏光サングラスは水面や雪面からの反射光のみを減衰させて景色を見やすくする効果がある。

太陽光が大気で散乱されると強く偏光する。ミツバチは眼の中に異なる方向の偏光を見分ける構造を持っていて、青空の偏光を検出することで太陽の位置を知ることができるといわれる。

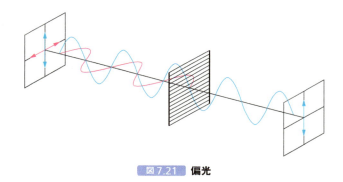

図 7.21　偏光

（4）── 色

さまざまな色を少数（例えば、3つ）の原色の重ね合わせで表す試みは、古くから行われてきた。代表的なものが、ヤング（1801 年）によって提唱された光の 3 原色と、ル・ブラン（1720 年頃）によって発見された色の 3 原色である（図 7.22）。

光の 3 原色は赤（R）、緑（G）、青（B）であり、3 色を混合すると白

図 7.22　光の 3 原色と色の 3 原色

色光になる。インクなど色の 3 原色はシアン（C）、マゼンタ（M）、イエロー（Y）であり、3 色を混合すると黒色になる。光の 3 原色は発光体の種類を増やしていくときにそれぞれの明るさが増加していく加法混合で色が作られるのに対し、色の 3 原色では色の吸収体が重なっていくときにそれぞれの明るさが減少していく減色混合で色が作られる。白色光で照らしたときの物体の色は、物体が吸収した色の反対色（補色）となる。ただし、表面でそのまま反射してきた光はほぼ白色光である。

長時間同じ色を見続けると、視線をそらしてもその色の補色が残像として見えることがある。手術中の医師は血液などの赤色を見続けるため、その補色である青緑色が残像として残り手元が見にくくなることがあるため、手術着には青緑色が選ばれる。

■ 表色系

色を定量的に表すものとして、表色系がある。マンセル表色系が工業的に最も良く用いられている。この表色系では、色相、明度、彩度で色を表現する。色相は基本 10 色をさらに 10 分割して 100 色相で表している。

CIE（国際照明委員会）の XYZ 表色系では、人間が知覚する色を数値で正しく表現できる。X は赤と紫、Y は明度と緑、Z は青の度合いを示す変数である。人間は 3 種類の錐体からの情報を比較して判断するため、X、Y の波長依存性は L、M 錐体の分光感度曲線とは異なる。3 次元のままでは図に表せないので、規格化した xy と明度 Y を用いることにして、色合いを xy の 2 次元で表現したのがよく使われる xy 色度図（図 7.23）である。x が主に赤と紫、y が緑の度合いを示し、人間の感じる色を良く表すことができる。

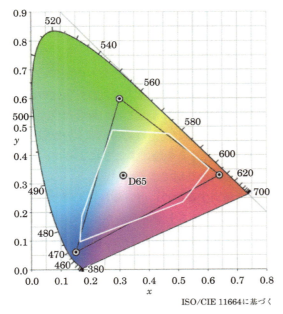

ISO/CIE 11664 に基づく

図 7.23　xy 色度図

ディスプレイの RGB 表示（図の黒線内側）や、プリンタの CMY インク（図の白線内側）では、この色度図の全体をカバーしているわけではないが、比較的良く全ての色を再現することができる。ただ、CMY インクは全て混合してもきれいな黒にならないことが多いので、別に黒（K）を加えた CMYK インクが使われることが多い。RGB 表示では赤（R）、緑（G）、青（B）をそれぞれ 0〜255 までの数値で表す。HSV 表示では色相（H）0〜359、彩度（S）0〜100、明度（V）0〜100 の数値で表す。

■ 色温度

連続スペクトルの色合いを表すのに、ある絶対温度の黒体からの熱放射のスペクトルと比較して、最も近い温度を色温度という。普通の太陽光線は色温度 5000〜6000 K に相当する。照明器具で電球色、白色、昼光色などの分類があり、それぞれ色温度で 3000 K、4200 K、6500 K に相当する。

（5）── 色覚異常

青の光感受物質の遺伝子は常染色体上にあるのに対して、緑と赤の光感受物質の遺伝子は性染色体である X 染色体上にある。進化の過程で一旦 2 色しか区別できなくなった哺乳類が、サルやヒトでは 3 色を認識できるように微妙に分化したものである。したがって、スペクトル特性の違いは小さい。このどちらかに異常がある場合、赤緑色覚異常となる。遺伝子が X 染色体上にあることから異常は男性に多く、日本人では 22 人に 1 人存在するが、X 染色体を 2 つ持つ女性には極めて少ない。

錐体の青感受物質に異常がある場合、青黄色覚異常と呼ぶ。青感受物質はもともと数が少ない（緑や赤の 1/10）ので、そこからの情報は補助的に使われているため影響は小さい。先天的なものはまれで本人の自覚がないことが多い。後天的なものでは、本人に以前の色覚の記憶があるため、症状が自覚される。この他、錐体が全くない場合は色が全く識別できず、細かい形がわからなくなるなど視力の発達が不十分な弱視になる。また、女性には X 染色体が突然変異を起こすことによって、4 種類の錐体を持っていて細かい色の違いを判別できる人がいるといわれる。

先天性色覚異常を識別するために用いられるものとして、石原式色覚異常検査表や、パネル D15 テストがある。かつて小学校の健康診断では色覚検査が必須であったが、2003 年度より希望者のみの検査になっている。現在では、進学や資格取得における制限はほとんどなくなっている。

7.4 光を利用した機器

解決すべき疑問 7.4

医療や日常生活の中で使われる、光を利用した機器を挙げてみよう。

(1) —— 顕微鏡

　光学顕微鏡は、焦点距離の短い小口径の凸レンズである対物レンズと、焦点距離の長い大口径の凸レンズである接眼レンズの組み合わせで、物体を拡大した倒立像を得るものである（図7.24）。

　下から照明された物体ABを対物レンズ（焦点距離f_1）の焦点のわずかに外側に置くと、対物レンズによって実像A′B′ができる。A′B′は接眼レンズ（焦点距離f_2）の焦点のわずかに内側にあり、接眼レンズによって、A″B″の虚像ができる。

　その倍率は $m = m_1 m_2 = \dfrac{L}{f_1} \cdot \dfrac{D}{f_2}$ と表せる。ここで、f_1 は光学筒長 L に比

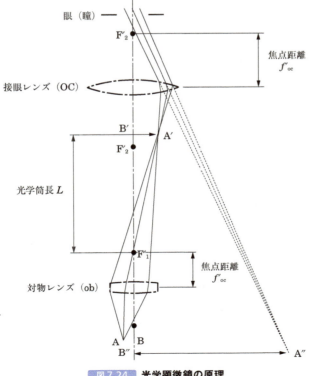

図7.24 光学顕微鏡の原理

べて小さいとした。D は明視の距離で通常 25 cm とし、標準的な L の長さは顕微鏡メーカーによって決まっている（例えば、L = 16 cm）。L、D が定数であるため、焦点距離が決まれば、対物レンズ、接眼レンズそれぞれの倍率 m_1、m_2 は定まり、その積が総合倍率となる。

光軸と対物レンズの最も外側を通る光線がなす角を θ、物体とレンズの間の媒質の屈折率を n としたとき、$n\sin\theta$ を開口数 NA（Numerical Aperture の略）という。顕微鏡の分解能は $\sigma = 0.61\dfrac{\lambda}{\mathrm{NA}}$ と表せ、可視光を用いるとすれば、その分解能は 0.2 μm 程度が限界である。

練習 7.7

D = 25 cm、L = 16 cm として、200 倍の倍率を得る対物レンズと接眼レンズの焦点距離の例を挙げよ。

（2）── 内視鏡

体内に挿入して画像を得る装置を内視鏡という。内視鏡には、光ファイバーを使ったファイバースコープや、先端に CCD カメラを取り付けた電子内視鏡（**図 7.25**）などがある。

光ファイバーは透明なガラスまたはプラスチックの繊維であり、媒質の屈折率が高いため、一旦光ファイバーに入った光は全反射を繰り返してほとんど減衰せずに伝わっていく。この光ファイバーを数千本から数万本束ねたものがファイバースコープである。ファイバースコープは分解能に限界があるため、高分解能の撮像素子を用いた電子内視鏡がよく使われるようになった。この場合も、照明光は光ファイバーで外部から送り込むものが多い。

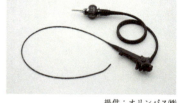

提供：オリンパス㈱

図 7.25 電子内視鏡

（3）── パルスオキシメータ

光の吸収の波長依存性を測定することで物質の分析を行う装置は広く使われている。酸素と結びついた酸素化ヘモグロビンと、結びついていない脱酸素化ヘモグロビンとの光吸収の違いを利用して、血中酸素飽和度を測定するのがパルスオキシメータ（**図 7.26**）である。波長 650 nm の可視光は酸素化ヘモグロビンの方が吸収が大きく、900 nm の近赤外光は脱酸素化ヘモグロビンの方が吸収が多い。2 つの光を同時に指先に通し、その吸収量の比較から、血中酸素飽和度すなわち全ヘモグロビン中の酸素化ヘモグロビンの割合を求めることができる。

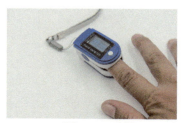

提供：oattauta／Shutterstock

図 7.26 パルスオキシメータ

（4）── レーザー

　光源の中で、最も単色性が良く、指向性・直進性に優れて、小さな面積に光のエネルギーを集中できるのがレーザー（laser：Light Amplification by Stimulated Emission of Radiation）である（図7.27）。レーザーでは、光共振器の中に置かれたレーザー媒質にエネルギーを与え、単色光を効率よく発生させる。レーザー媒質の種類によって、炭酸ガスレーザー、アルゴンレーザー、半導体レーザーなどの種類がある。身近なところでは、CDプレーヤなど光学ディスクの再生や、レーザーポインタなどの用途に使われ、医療では、発熱効果を利用したレーザーメス、血管の凝固などに用いられている。

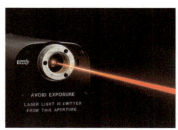

提供：Doug McLean／Shutterstock
図7.27　レーザー

章末問題　7

7.1 地球が太陽から受けるエネルギーが全て波長 500 nm の光によるものだとしたら、毎秒何個の光子が地球に到達していることになるか。

7.2 γ線、赤外線、紫外線、電波、X線、可視光線を波長の短い順に並べよ。また、それぞれどのような特徴があるか。

7.3 凹レンズによる虚像に対するレンズの結像公式を導け。

7.4 網膜内の光受容器の分解能を 5 μm、瞳孔から網膜までの距離を 24 mm として、正常な眼の視力を推定せよ。

7.5 遠方を見ているときの眼が空気中にある焦点距離 16.7 mm のレンズだとして、その屈折度を求めよ。また像の位置が同じで屈折度が 70.5 D まで変化したら、眼から何 cm の所にピントが合うか。

7.6 遠点が 50 cm、近点が 20 cm の眼の調節力を求めよ。

7.7 水中でゴーグルをかけるとよく見えるようになるのはなぜか。

7.8 10^{-8} lx の光（波長 500 nm とする）を肉眼で検知できたとして、光子何個くらいを検出していることになるか。ただし、瞳孔の直径は 8 mm とし、網膜には瞳孔を通過した光の 50 % が到達するものとする。

第8章
電磁気と神経・興奮伝導

8.1 電磁気の基礎

解決すべき疑問 8.1

この章では、人体と電磁気の関わりについて学ぶ。身近な電気現象を挙げて、人体との関係を考えてみよう。

人体の内部には大量の水が存在する。この水の中には大量の電解質、すなわち正の電気を帯びた正イオン（陽イオンともいう）と負の電気を帯びた負イオン（陰イオンともいう）が溶けている。電気を運ぶ粒子を電荷というが、電解質溶液中で移動する電荷はイオンであり、人体の中で流れる電流もこれによる。

（1） 電流とオームの法則

■ オームの法則

電荷の流れがある場合、単位時間あたりの電荷の移動量のことを電流という。電荷の大きさ（電気量ともいう）を表す単位は［C］（クーロン）、電流の単位は［A］（アンペア）＝［C/s］である。水圧（水位差）によって水流が生じるのと同様に、電圧（電位差）によって電流が生じる。電圧の単位は［V］（ボルト）である。

回路に流れる電流の大きさ I は電圧（電位差）V と比例関係にあって、

$$V = RI$$

と書ける（オームの法則）。比例係数 R を電気抵抗または単に抵抗という。逆の見方をすれば、電気抵抗に電流を流すと、抵抗の大きさに比例した電圧を生じる。抵抗の単位は［V/A］＝［Ω］（オーム）である。

円筒状の物質中を流れる電流 I は、時間 Δt の間に移動した電荷を ΔQ、両端の電位を V_1、V_2、円筒の断面積を S、長さを l として（図8.1）、

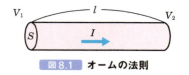

図8.1 オームの法則

$$I = \frac{\Delta Q}{\Delta t} = \frac{1}{\rho} \frac{S}{l}(V_1 - V_2)$$

と表せる。ここで ρ は抵抗率と呼ばれる量で、電流の流れにくさを表す物質に固有の定数である。電位差（電圧）を $V = V_1 - V_2$ として、$R = \rho \frac{l}{S}$ と表せば、$I = \frac{1}{R}V$ と書ける。これはオームの法則にほかならない。

回路を図示するときに用いる記号を図8.2に示す。

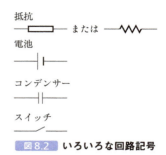

図8.2 いろいろな回路記号

練習8.1

断面積 0.75 mm², 長さ 1 m の銅線の抵抗を求めよ。ただし、銅の抵抗率は 1.7×10^{-8} Ω·m とする。

（2）── コンデンサー

2つの導体を向かい合わせて正負の電気を蓄える装置をコンデンサーという。図8.3のように2枚の金属板を平行に向かい合わせにした平行板コンデンサーがその例である。2つの極板には等量の電荷が蓄えられているので、その電荷を $+Q$, $-Q$ で表す。電荷を n 倍にすれば、静電気力の増加に伴い極板間の電位差（電圧）V も n 倍になる。したがって、Q と V は比例関係にある。

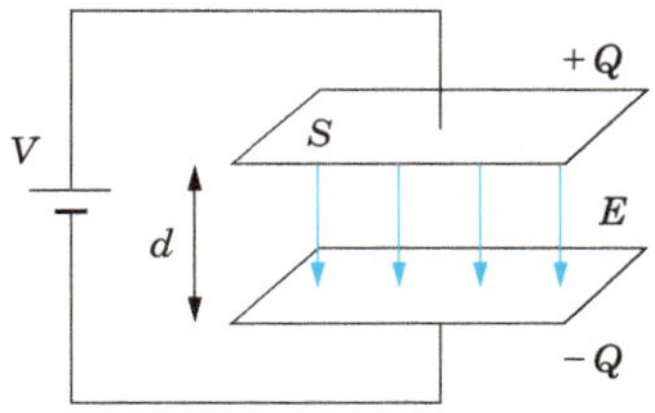

$$Q = CV$$

この比例定数 C をこのコンデンサーの電気容量という。電気容量の単位は、[C/V] = [F]（ファラッド）である。極板の面積が大きくなれば、電気容量もそれに比例して大きくなる。

図8.3 コンデンサー

■ コンデンサーの充放電

図8.4のように電池（起電力 V_0）、抵抗（R）、コンデンサー（C）を接続した回路を構成すると、電池からコンデンサーに電流が流れ、コンデンサーに電荷が蓄積されていく。これがコンデンサーの充電である。回路には最初大きな電流が流れるが、コンデンサーの両端の電圧が電池の起電力に近くなってくると電流はほとんど流れなくなる。充電にかかる時間は抵抗が小さいほど短く、コンデンサーの容量が大きいほど長い。R と C の積を時定数といい、τ で表す（$\tau = RC$）。時定数はコンデンサーを充電する時間の目安を表す（10.1節参照）。

これに対して、コンデンサーと抵抗だけをつないで、コンデンサーの電荷を抵抗で熱として消費してしまうのがコンデンサーの放電である。

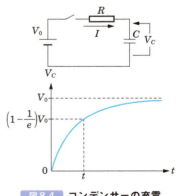

図8.4 コンデンサーの充電

（3）── 交流

■ 交流

電池などで発生する向きが常に一定の電圧を直流（DC；Direct Current）電圧というのに対して、周期的に向きが変わる電圧を交流（AC；Alternating Current）電圧といい、$V = V_0 \sin \omega t$ のように三角関数で表される（図8.5）。ここで、V_0 は振幅であり、ω は角周波数（角振動数）で、周波数 f との間に $\omega = 2\pi f$ という関係がある。

交流電圧、交流電流の大きさは実効値で表す。それぞれ、振幅 V_0、I_0 に対して実効値 V_e、I_e を、$V_e = (1/\sqrt{2})V_0$、$I_e = (1/\sqrt{2})I_0$ と定義すれば、抵抗に交流を加えたときの消費電力 P は実効電圧と実効電流の積で表せる。

$$P = V_e I_e = (1/2) V_0 I_0$$

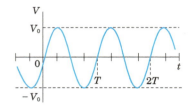

図8.5　交流電圧

商用電源は AC 100 V であり、実効値が 100 V である。振幅は $100\sqrt{2} = 141$ [V] になる。

交流電圧は変圧器を用いて簡単に異なる電圧に変換できる。日本では単相三線式といわれる送電形式をとり、送電線は 33000 V×2、これを変電所で 3300 V×2（高圧線）に変換して配電し、さらに電柱上の変圧器で 100 V/200 V（低圧線）に変換して各家庭に引き込んでいる。周波数は、東日本が 50 Hz、西日本が 60 Hz である。

■ 誘導雑音

外部からの電場によって金属内の電荷が移動する静電誘導が起きたり、外部からの磁場によって回路に起電力を生じる電磁誘導が起きたりする。回路には商用電源や他の機器からのこれらの雑音が混入してしまう。これを防ぐためには、2ヵ所から異なる位相の電圧を取り出してその差分を取る、平衡接続、あるいは双極誘導という方法が有効で、同相の雑音を打ち消すことができる。

■ インピーダンス

$V = V_0 \sin \omega t$ の交流電圧を加えたとき、回路を流れる電流も交流で表される。回路を流れる電流が、$I = I_0 \sin(\omega t - \alpha)$ と表せるとき、α を電圧と電流の位相差という。

ここで直流における抵抗に相当するものとして、交流におけるインピーダンス Z を次のように定義する。

$$Z = \frac{V_0}{I_0}$$

インピーダンスの単位は Ω である。

■ コンデンサーと交流

コンデンサーは交流を通す。交流は電圧の向きが変わるため、常に充電と放電を繰り返すことによるものである。交流の周波数が高いほど、またコンデンサーの容量が大きいほどコンデンサーのインピーダンスは低くなる。

(4) —— 電荷と電場

■ クーロンの法則

2つの電荷に働く静電気力は、それぞれの電荷の大きさの積に比例し、距離の2乗に反比例する。これをクーロンの法則といい、電荷をそれぞれ q_1、q_2、距離を r とすれば、静電気力 F は、

$$F = k_e \frac{q_1 q_2}{r^2}$$

と書ける。力の向きは、電荷の符号が異なる場合に引力（力の符号は負）であり、同じ符号の場合には反発力（斥力、力の符号は正）となる。ここで比例定数 k_e の大きさは電荷を取り巻く物質によって異なる。電荷が真空中にある場合、$k_e = 8.99 \times 10^9$ [N·m²/C²] となる。この定数を、$k_e = 1/4\pi\varepsilon_0$ とも表す。ε_0 は真空の誘電率と呼ばれ、$\varepsilon_0 = 8.85 \times 10^{-12}$ [C²/(N·m²)] である。

■ 電場と電気力線

静電気力の存在する空間には電場が広がっていて、その空間に電荷を置くと、電荷は電場から力を受ける。電場の広がる空間上の1点に電荷 q' を置いたとき、静電気力 F の大きさは q' に比例する。1Cの基準電荷に働く力の大きさを電場 E の大きさとして、$F = q'E$ と表される。電場の様子は電気力線を用いて表すことができる（**図8.6**）。

■ 電気双極子

正負等量の電荷がペアになって存在するものを電気双極子といい、中性の原子・分子が電気双極子を形成することを分極という。

■ ガウスの法則

点電荷 q から距離 r だけ離れた点での電場を考えてみよう。電場は静電気力に対応して、

$$E = \frac{1}{4\pi\varepsilon_0} \frac{q}{r^2}$$

と表せる。これは、点電荷の位置を中心とした半径 r の球を考えたときの、球の表面における単位断面積あたりの電気力線の本数である。ところで、

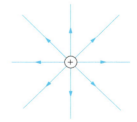

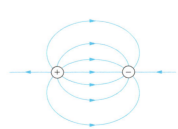

図8.6 電気力線

半径 r の球の表面積は $4\pi r^2$ であるから、球の全表面にわたって電気力線の本数を集計（積分）すると、

$$4\pi r^2 E = 4\pi r^2 \frac{q}{4\pi \varepsilon_0 r^2} = \frac{q}{\varepsilon_0}$$

となって、球の半径によらない。これが、点電荷から出る電気力線の総本数 N である。すなわち、電荷から出る電気力線の本数は電荷の大きさだけで決まる（図 8.7）。

このことから、電荷 q より出る電気力線の総本数 N は $N = \dfrac{q}{\varepsilon_0}$ と表せる。式で結びつければ、

$$N = 4\pi r^2 E = \frac{q}{\varepsilon_0}$$

となる。一般に、任意の閉曲面 S で電荷を包んだとき、その表面を貫く電気力線の総本数 N は内部の総電荷 Q に比例して、$N = \dfrac{Q}{\varepsilon_0}$ と表せる。これをガウスの法則といい、電磁気の基本法則の一つとなっている。

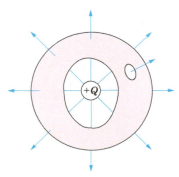

図 8.7　電気力線とガウスの法則

練習 8.2

NaCl 分子において、Na$^+$ イオンと Cl$^-$ イオンの距離は 2.4×10^{-10} m である。両者を点電荷であるとして、両者の間に働く引力を求めよ。

（5）── 電流と磁場

磁石が引き合う力は磁力（磁気力）と呼ばれる。磁石は N 極と S 極の磁極からなり、必ず、N と S がペアとなった磁気双極子として存在する。磁力の存在する空間上の 1 点に磁極（磁荷）m を置いたとき、磁力 F が働くとすれば、その点の磁場 H は $F = mH$ で表される。

■ 電流が作る磁場

まっすぐな導線に電流を流すと、これを取り巻くような磁場ができる（図 8.8）。磁場の向きは電流が流れる方向に進むネジが回る向きであり（右ねじの法則）、電流 I が距離 r に作る磁場の大きさ H は、

$$H = \frac{I}{2\pi r}$$

で表される。磁場の単位は ［A/m］と書ける。

円形電流が作る磁場は円を垂直に貫き、中心で大きく周辺で小さい。磁場の向きは電流の流れる方向に回転するネジが進む向きである（図 8.9）。半径 r の円形の導線に電流 I を流したとき、円の中心における磁場は、

$$H = \frac{I}{2r}$$

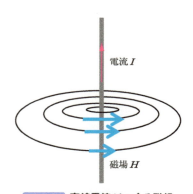

図 8.8　直線電流がつくる磁場

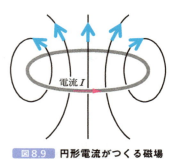

図 8.9　円形電流がつくる磁場

で表される。円形電流をたくさん巻いたものをコイルといい、磁場の大きさは巻き数に比例する（電磁石の原理）。

■ 電流が磁場から受ける力

磁場の強さ H でなくてこれに透磁率 μ をかけた磁束密度 B という量を考える。$B=\mu H$ である。透磁率は物質が磁石になりやすいかどうかを表す量で、真空の透磁率は $\mu_0=4\pi\times10^{-7}$ [N/A^2]、磁束密度の単位は [N/(A·m)] = [T]（テスラ）である。地磁気の水平成分の大きさは 3×10^{-5} T、MRI で用いる超電導磁石の磁束密度は 1.5～3 T である。

一様な磁場の中にある導線に電流を流すと、導線は磁場から力を受ける。磁束密度 B の中でそれと垂直に電流 I が流れている長さ l の導線が磁場から受ける力は、$F=lIB$ と表される。その向きは、電流と磁場ベクトルが作る平面に垂直で、フレミングの左手の法則で表せる（**図 8.10**）。電流と磁場の方向が直角でない場合、その角度を θ とすれば、導線が磁場から受ける力は、$F=lIB\sin\theta$ と表される。

また、磁場中を運動する荷電粒子も電流と考えられるから、磁場から力を受ける。磁束密度 B と垂直に速度 v で運動する電荷 q が磁場から受ける力は $F=qvB$ となる。これをローレンツ力という。

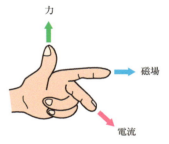

図 8.10 フレミングの左手の法則

> **練習 8.3**
> 送電線に 100 A の電流が流れている。地磁気の大きさが 4.6×10^{-5} T で、送電線となす角が 50° であるとき、送電線 100 m あたりに働く磁力を求めよ。ただし、sin 50°＝0.77 とする。

8.2 神経系の電気的性質

> **解決すべき疑問 8.2**
> 神経の興奮伝導において、情報の伝わるメカニズムを考えてみよう。

（1）── 神経系の構成

神経系における情報伝達は、ニューロン（神経細胞）の中を電位変化が伝わる伝導と、シナプスなどを通じて化学物質がやりとりされる伝達で行われている。

神経系は細胞の集合体であり、中枢神経系と末梢神経系に大きく分けられる。中枢神経系には脳と脊髄があり、末梢神経系は、運動神経や感覚神

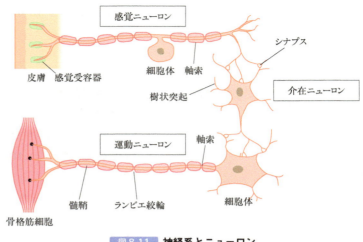

図8.11 神経系とニューロン

経などの体性神経系と、交感神経や副交感神経などの自律神経系からなる。人間は指先が熱いものに触れると素早く手を引っ込める。この場合、温点などの受容器で受け取った刺激を感覚ニューロンが興奮として伝え、介在ニューロンを通して運動ニューロンに興奮が伝わり、筋肉のような効果器を動かす。与えられた刺激の情報は脳まで送られる前に筋肉を動かすので反射と呼ばれる。

ニューロンは、核のある細胞体の他に、非常に細長い軸索と呼ばれる部分と、何本かの短く枝分かれした樹状突起と呼ばれる部分を持っている。軸索の周囲は神経鞘（シュワン細胞）で覆われていることが多く、図8.11のように、髄鞘（ミエリン鞘）と呼ばれる分厚い構造を持つ有髄神経線（繊）維と、髄鞘を持たない無髄神経線維に分類できる。脊椎動物の神経の多くは有髄神経線維である。

神経線維の末端は他のニューロンの樹状突起や細胞体などに接続している。この部分はシナプスと呼ばれ、神経線維を興奮が伝わってくると、シナプスからアセチルコリンなどの神経伝達物質が放出され、隣接するニューロンに興奮を生じさせたり、逆に興奮性を抑制したりする。また、骨格筋との接合部の終板と呼ばれる部位でも、同様に神経伝達物質によって興奮が伝達される。

(2) — 活動電位

ニューロンの興奮とは膜電位の変化としてとらえることができる。膜電位とは、膜の内側の電位を V_1、外側の電位を V_2 としたとき、その電位差 $V_1 - V_2$ をいう。すなわち、膜の外側から内側を見たときの電圧である。通常の状態の膜電位を静止電位という。静止電位は全てのイオンの動きを考慮した平衡状態における膜電位である。各イオンは膜の内側と外側での

濃度が異なり、イオンチャネルと呼ばれる通路があってふだんは閉じているが、膜電位の変化によって開き、膜を通して特定のイオンが移動する。

膜にあるイオンチャネルが開いてイオンが濃度の高い方から低い方へ移動を始めると、電荷の移動により膜電位が変化するため、電気的な反発力でイオンの移動は妨げられるようになる。ちょうど濃度の違いによる流れと、電位の違いによる流れがつり合う電位をイオン平衡電位という。各イオンの細胞膜内外の濃度とイオン平衡電位の例（$T=310$ K）を表8.1に示す。イオン平衡電位 V は、膜外の濃度を C_1、膜内の濃度を C_2 と、イオンの価数（正負の符号を含み、Ca^{2+} であれば +2）を z としたとき、

$$V = \frac{RT}{zF} \log_e \frac{C_1}{C_2} \quad (\text{ネルンストの式})$$

で求められる。ただし、R は気体定数、T は絶対温度、F はファラデー定数である。

表8.1　イオン平衡電位と濃度の例

イオン	膜内濃度 [mmol/L]	膜外濃度 [mmol/L]	イオン平衡電位 [mV]
Na^+	12	145	66
K^+	155	4	−98
Cl^-	4	120	−90

ライフサイエンス物理学、p.352 に基づく

静止電位は比較的膜を透過しやすい K^+ イオンや Cl^- イオンのイオン平衡電位を反映しており、−90 mV 程度である（この状態を分極という）。

ここで刺激によって膜電位が上昇すると、膜電位がある閾値を超えたところで Na イオンチャネルが開いて Na^+ イオンが濃度の低い膜の内側に流れ込み、その電荷によって膜電位は Na^+ のイオン平衡電位に近づく（この状態を脱分極といい、膜電位が正の値を取ることをオーバーシュートという）。しかし、膜電位が高くなると今度は K^+ イオンの透過性が増して膜電位は下がり始め、最終的には元の静止電位に戻る（再分極という）。この一連の電位変化を活動電位といい、活動電位の発生を興奮という。膜電位の時間的変化の例を図8.12に示す。この活動電位が細胞内を伝導していくことで、興奮を伝えることができる。また、興奮が伝わってからしばらくの間は刺激に反応しない時間（不応期という）がある。

ニューロンの細胞膜はふだん絶縁体に近く、その両側は電解質溶液であるから導体に近い。また、膜の両側では膜電位という電位差を持っている。このため、細胞膜はコンデンサーを形成している。このコンデンサーに蓄えられた電荷 Q は、その容量と膜電位の積で与えられる。細胞膜を通して流れる電流を膜電流というが、その原因には 2 つある。イオンチャネルを通じて実際にイオンが移動するイオン電流と、コンデンサーの両端の電位差が変化することにより流れる容量性電流である。容量性電流も、細かく見れば動くのはイオンであって、そのわずかな動きが伝わっていくものである。

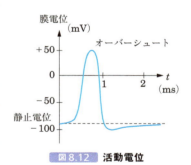

図8.12　活動電位

活動電位を発生するのは神経細胞、骨格筋・心筋などの筋細胞などに限られるが、静止電位は全ての細胞において存在する。細胞膜の内外におけるイオン組成は異なり、静止電位はそれを反映したものになる。これは、イオンに対して位置エネルギーを与えており、その状態を維持するためにイオンポンプが常に働いている。

(3) ── 神経の興奮伝導

　有髄神経線維の軸索は、絶縁体として働く髄鞘に囲まれたところでは電流がほとんど流れず、髄鞘と髄鞘の間にあるランビエ絞輪というところでのみ細胞外液と接して電流が流れる。電流が次のランビエ絞輪のところまで一気に流れるため損失が少なく、その伝わり方は跳躍伝導と呼ばれて、伝導速度は大きい。これに対して、無髄神経線維の軸索は髄鞘を持たないため電流が漏れ出しやすく、隣接部分に順番に興奮が伝わっていくため、伝導速度は小さい。

　もし活動電位の発生がなければ、軸索内部は抵抗があるため電気エネルギーは減衰し、膜の部分は絶縁体としては不十分なのでエネルギーが失われ、電気的信号は減衰してしまうはずである。有髄神経線維と無髄神経線維の軸索（有髄神経ではランビエ絞輪を除く）の抵抗率、単位面積あたりの膜抵抗、単位面積あたりの膜容量の例を表8.2に示す。単位長さあたりの軸索抵抗をR、膜抵抗をr、膜容量をCとしたときの神経軸索の等価回路を図8.13に示す。膜抵抗rが小さいと、膜を通した漏れ電流が多くなり、エネルギーの損失が大きくなる。膜はコンデンサーとして働くが、膜容量Cが大きいとコンデンサーの充電に時間がかかることになる。

　軸索中の損失による減衰を克服して情報を伝えるのに重要な役割を果たしているのが活動電位の発生である。図8.14のような神経線維の軸索を、活動電位の発生を伴って興奮が伝わっていく場合を考えよう。通常は、軸索の内側部分は分極していて膜電位は静止電位と呼ばれる負の電位になっている（右側）。興奮が伝わってくると活動電位によって膜電位は正になる（左側）。電位変化が右側に伝わって膜電位がある閾値を超えると、Na^+イオン電流が流れ込み、脱分極が起こって膜電位が急激に上昇する。図のように次々と軸索の隣り合う部分に興奮が伝わり、膜電位が変化して図の左から右へと伝わっていく。このように、活動電位が次々と発生していく機構によって信号が減衰することなく興奮伝導が行われることになる。興奮の起こり方は、興奮が起きる（1）か、起きない（0）のどちらかであって、ディジタル的であり、「全か無かの法則」とも呼ばれる。軸索の末端では、シナプスから神経伝達物質が放出されて、隣接するニューロンや効果器に興奮を伝え、シナプス後電位（運動ニューロンから神経筋

表8.2　神経軸索の電気的性質の例

物理量	有髄軸索	無髄軸索
軸索内部の抵抗率	$2\,\Omega m$	$2\,\Omega m$
単位面積あたり膜抵抗	$40\,\Omega m^2$	$0.2\,\Omega m^2$
単位面積あたり膜容量	$5\times 10^{-5}\,F/m^2$	$1\times 10^{-2}\,F/m^2$
例で用いた軸索の半径	$5\,\mu m$	$5\,\mu m$

ライフサイエンス物理学、p. 351 に基づく

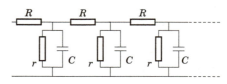

図8.13　神経軸索の等価回路

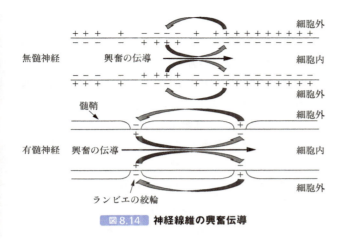

図 8.14 神経線維の興奮伝導

表 8.3 神経線維の伝導速度

神経の種類	直径 [μm]	伝導速度 [m/s]
運動神経（錐外筋線維）	12〜20	70〜120
運動神経（錐内筋線維）	5	15〜30
感覚神経（触、圧）	8	30〜70
感覚神経（温度、痛み）	3	12〜30
感覚神経（痛み）	1（無髄）	0.5〜2

人体機能生理学、p. 94 に基づく

への接合部では終板電位）を発生させる。

　神経線維の信号伝達速度は、有髄神経線維で 3〜120 m/s 程度、無髄神経線維で 0.5〜4 m/s 程度である*（**表 8.3**）。いずれも軸索の直径が大きいほど伝導速度も大きい。有髄神経線維では伝導速度が軸索の直径に比例するのに対して、無髄神経線維では伝導速度が軸索の直径の平方根に比例するため、直径が 1 μm より太い範囲では有髄神経線維の方が伝導速度が大きい。ニューロンの伝導速度が制限されるのは、各部分が刺激を受けてから興奮を起こすまでにコンデンサーの充電、イオンの流入などで時間がかかるためである。

*現代の生理学、p. 83

8.3　心電図

解決すべき疑問 8.3

心電図の原理を理解し、電位が変化する様子を説明してみよう。

（1） 興奮伝導と電気二重層

　心臓の拍動は前節に示したような活動電位の発生による興奮が心筋の細胞群を伝わっていくことによって引き起こされる。**図 8.15** のような心筋細胞群に興奮（活動電位）の波が伝わってくるとき、細胞群を興奮領域（A）、波面（B）、静止領域（C）に分解して考える。重ね合わせの原理により、A、B、C の 3 領域から細胞外の点 P への電場の寄与をそれぞれ E_A、E_B、E_C とすると、細胞群全体からの寄与は $E = E_A + E_B + E_C$ で与えられる。ガウスの法則（8.1 節参照）によれば、空間的に対称的な電荷配

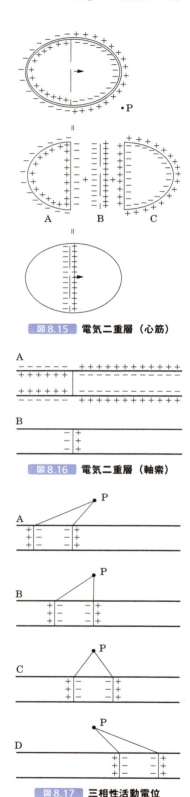

図8.15 電気二重層（心筋）

図8.16 電気二重層（軸索）

図8.17 三相性活動電位

*人体機能生理学、p.96

置では、領域表面の電場の大きさは内部に含まれる電荷の総量に比例する。領域Aと領域Cには正負同量の電荷が存在しているので、ほぼ対称的な配置と考えればこれによる電場への寄与は0である。したがって、電位も全く影響を受けない。結局P点の電場に寄与するのは領域Bのみであり、正負の電荷を伴った波面が移動していくと考えればよいことになる。このモデルを電気二重層という。心筋組織全体で考えれば、興奮の伝わり方は電気二重層の大きな波面が移動していくというモデルで表される。電気二重層は電気双極子が同一波面上に整列した状態と見なせる。

人体の表面に接触した電極を用いて電位を測定する場合、興奮組織から離れたところに電極があり、その間は組織液や血液など、3次元的な広がりを持った導体で電気的につながっている。このような導体を体積導体という。体積導体中の興奮伝導を考える場合は興奮組織を電気二重層のモデルで表すとよい。神経線維の場合は心筋の場合と同様に、図8.16Bのように電気二重層の波面からの寄与のみを考え、このような波面が伝導していくと考えればよい。

神経線維を興奮が伝導して行くとき、図8.17のように電気二重層の2つの波面の移動を考えなければならない。横方向にある電極Pで電位を測定すれば、興奮が伝導して行くにつれて、Pの電位は最初+になる（A）が、だんだん減少して−になり（B−C）、また+になる（D）という三相性の活動電位を示すことがわかる*。

（2） 心電図

心臓（5.2節参照）の電気的活動を外部の複数の電極から取り出した電位差で記録する装置が心電図である。電位差の取り出し方を誘導という。電位の基準点は自由に定めることができる。心電図や脳波の測定では2点間の電位差を測定する双極誘導と、基準点を求めてそれに対する電位を測定する単極誘導を組み合わせて行う。心電図は電圧数mV、脳波は数十μVの微少電圧を取り扱うので、雑音の影響を取り除くために、適切な誘導によって電位差を求めることが必須である。

アイントーフェンによる心電図の誘導法（1903年）は、図8.18のように人間の胴体を右手・左手・左足の付け根を結ぶ正三角形の均一で大きな体積導体と考え、その重心に向きと大きさが変化する電気双極子（分極ベクトル）を置いたモデルとして取り扱うものである。右手・左手・左足の電極電位（それぞれの付け根と先端は同電位と考える）をそれぞれV_R、V_L、V_Fとしたとき、第Ⅰ誘導〜第Ⅲ誘導電圧は$V_Ⅰ=V_L-V_R$、$V_Ⅱ=V_F-V_R$、$V_Ⅲ=V_F-V_L$によって定義する（この定義より、$V_Ⅰ-V_Ⅱ+V_Ⅲ=0$）と、分極ベクトルをそれぞれの方向に投影した成分が測定される。これを標準肢誘導または双極肢誘導という。

右手、左手、左足からそれぞれ 5 kΩ の抵抗を介して結合した点を不関電極またはウィルソンの中心電極という。不関電極では拍動によらず電位がほぼ一定であるため、基準電位とすることができる。すなわち、アイントーフェンの正三角形における重心を表し、$(V_R + V_L + V_F)/3 = 0$ である。不関電極を基準として右手、左手、左足との電位差を記録したものは単極肢誘導と呼ばれ、順に V_R 誘導、V_L 誘導、V_F 誘導といい、その信号は次の増感された aV_R、aV_L、aV_F で計測される。

$$aV_R = V_R - \frac{(V_L + V_F)}{2} = \frac{3}{2} V_R \quad (aV_L、aV_F も同様)$$

さらに図 8.19 のように胸部に 6 電極 $V_1 \sim V_6$ を取り付け、不関電極を基準とした電位差を記録する。これをウィルソンの単極胸部誘導という。V_1、V_2 電極は右心室の近くに取り付けられるため右室側誘導、V_5、V_6 電極は左心室の近くに取り付けられるので左室側誘導という。V_3、V_4 電極は心室中隔に向かって取り付けられ、正負二相の波が観測される。標準肢誘導や単極肢誘導が平面的なベクトルを表すのに対して、単極胸部誘導はそれと垂直な成分を含む立体的なベクトルを表すことができる。

ここまで説明した、標準肢誘導 3 種、単極肢誘導 3 種、単極胸部誘導 6 種を合わせて標準 12 誘導という。実際の心電図波形を図 8.20 に示す。診断のための検討には標準 12 誘導全ての波形を用いるが、心電図といえば普通、第 II 誘導の波形を指す。心筋の活動電位は持続時間が 200 ms 程度と非常に長いため、心臓内部での興奮の伝播は次のように説明できる。右心房の上部（洞房結節）より始まる興奮が心房内を進行するのが P 波であり、心室に移ってからはまず心室中隔を進むのが Q 波、次に心室内膜から外膜面へ興奮が進んで大きな信号を発生するのが R 波、心室の脱分極が完了するのが S 波である。その後、再分極波（逆符号）が心外膜側から内膜側へゆっくり伝わるのが T 波である。

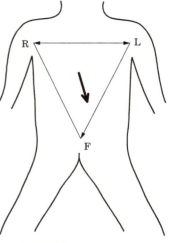

図 8.18 心電図の誘導法

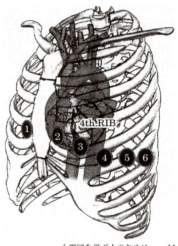

心電図を学ぶ人のために、p. 44

図 8.19 胸部電極の配置

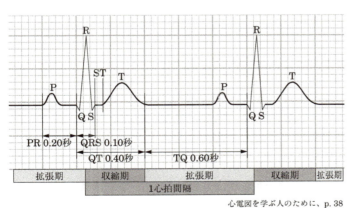

心電図を学ぶ人のために、p. 38

図 8.20 心電図波形

> **練習 8.4**
>
> 単極肢誘導で $aV_R = V_R - \dfrac{(V_L + V_F)}{2} = \dfrac{3}{2}V_R$ となることを示せ。ただし、$(V_R + V_L + V_F)/3 = 0$ とする。

（3） ペースメーカーと AED

心臓のリズムを決定する興奮を発生するのは右心房上部の洞房結節であり、これをペースメーカーという。不整脈や心不全などで、ペースメーカー機能が不十分な場合、人工的に電気パルスを発生する人工ペースメーカー（単にペースメーカーともいう。図 8.21）を手術により体内に埋め込む。人工ペースメーカーは常に心拍を検出し、適切な時間内に拍動が検出されない場合は電気パルスを発生する。

また、心室細動が起きた人に対して、電気ショックを与えて心臓の拍動を取り戻す装置が自動体外式除細動器（Automated External Defibrillator、略して AED）である。公共施設などに設置され、装置は誰でも使えるようになっている。電源を入れて電極を貼り付けると、あとは音声ガイドに従って必要があれば電気ショックが加えられる。電気ショックのエネルギーは 1 パルスあたり 150 J 程度であり、電極間のインピーダンスによって自動的に調整される。パルスは電圧 1200〜2000 V、電流 30〜50 A 程度である。

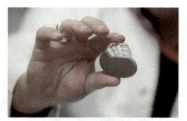

提供：Picsfive／Shutterstock
図 8.21　人工ペースメーカー

8.4　生体と電磁気

> **解決すべき疑問 8.4**
>
> 医療や日常生活の中で使われる、電磁気を利用した機器を挙げてみよう。

（1） 生体インピーダンス法と体脂肪計

表 8.4　人体各部の抵抗率

組織	抵抗率 [$\Omega \cdot m$]
血液	1.6
骨格筋（筋線維に平行）	1.9
（筋線維に垂直）	13.2
脂肪	25
骨	177
皮膚	10^7

人体物理学、pp. 720–721 に基づく

人体はわずかに電気を通す。これは体内が電解質溶液で満たされているためで、細胞外液の抵抗率は 0.2〜1 $\Omega \cdot m$、細胞内液の抵抗率は 0.3〜3 $\Omega \cdot m$ 程度である。体脂肪計においては、両足または両腕の間に交流電流を流し、インピーダンスを測定している。人体組織の中で大きな体積を占めている脂肪と筋肉を比較すると、表 8.4 に示すようにその抵抗率は大きく異なる。したがって、体脂肪率が高ければインピーダンスは大きく、低

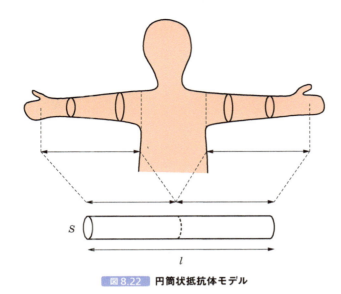

図 8.22　円筒状抵抗体モデル

ければインピーダンスも小さい。体型によってインピーダンスは異なるため、両足・両腕の間のインピーダンスを測定すれば、円筒状で成分が均一な抵抗体のモデル（図 8.22）を考えて、抵抗率に換算することができ、体脂肪率を求めることができる。

　細胞膜はコンデンサーを形成しているため、人体は抵抗とコンデンサーが複雑に接続された回路を形成していると考えられる。コンデンサーは交流をよく通す性質があるので、人体のインピーダンスは直流よりも交流の方が低くなる。体脂肪計では、50 kHz 程度の交流を用いてインピーダンスを測定している。身長、体重を入力することで、腕や足の長さ、断面積を推定し、抵抗率を求めているものと考えられる。

　生体インピーダンスを利用したものとして、歯科で用いられる歯のインピーダンス検査がある。歯髄神経は電気を良く通すため、虫歯が歯髄神経に到達していると口腔粘膜との間のインピーダンスが低くなることから、虫歯の程度を判定することができる。

　また、肺機能を簡単に評価するためのものとして EIT（Electric Impedance Tomography）がある。胸部に 16 個（またはそれ以上）の電極をリング状に取り付け、電流を流す電極を移動しながらインピーダンス測定を行うと、体内のインピーダンス変化の分布を断層画像として逐次得ることができる。空気は電気インピーダンスが非常に大きいため、肺が正常に機能しているかどうかがすぐ判別できる。

（2） 脳波計

　脳波は脳の電気的活動を頭皮上などに置いた複数の電極によって電位差として取り出すものである。脳波の検出には、国際 10/20 標準電極配置

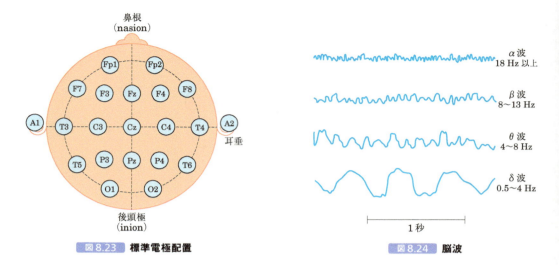

図 8.23　標準電極配置

図 8.24　脳波

法によって頭皮上に 19 ヵ所、左右の耳垂で 2 ヵ所、計 21 ヵ所の電極配置が用いられる（図 8.23）。脳波の影響の小さい耳垂の電極を基準として頭皮上の各電極との電位差を検出する単極誘導と、頭皮上の電極間で電位差を検出する双極誘導が用いられる。通常、単極誘導と双極誘導の両者を含む多チャンネル同時記録が行われる。脳波の信号は数 10 μV 程度の極めて微弱な電圧である。脳内には 1000〜2000 億個程度のニューロンがあるが、脳波として検出されるのは多数のニューロンから発生した電位が重ね合わせられ、互いに同期して強め合う場合である。

脳波は主な成分の周波数によって、δ 波（0.5〜4 Hz）、θ 波（4〜8 Hz）、α 波（8〜13 Hz）（ここまでを徐波という）、β 波（13 Hz 以上）（速波という）に分類される（図 8.24）。計測する周波数範囲は 60 Hz 程度までである。安静時には大きな α 波が現れ、覚醒時には精神活動に応じて β 波が現れる。うとうとしているときには θ 波、睡眠が深くなると δ 波が現れる。脳波の振幅と周波数は反比例の関係にあって、周期の短い波ほど振幅も小さくなる。特定の刺激を与えたときの脳波を誘発電位という。

（3） 心磁計・脳磁計

心電図や脳波計で計測される電気現象においては、必ず電流が流れている。電流が流れるとその周囲に磁場が発生する。超伝導現象を利用した SQUID（Superconducting Quantum Interference Device）と呼ばれる検出器を用いると、2×10^{-15} T 程度の微小な磁場を測定することができる。これを用いて体外から体内の電流を検出することができる。心臓の活動電流による磁場を測定するのが心磁図であり、脳内の活動電流による磁場を検出するのが脳磁図である。磁場の測定では皮膚の接触電位による影響がないという利点がある。この他、外界から肺に取り入れた物質に含

まれる磁性体を磁化し、その分布を計測する肺磁図も実用化されている。

（4）── 電気と安全性

■ 感電

　感電は人間の体内を貫いて電流が流れることによって起こる。人体への影響は電流の大きさで決まるが、電流が心臓の近くを通るかどうか、低周波交流であるかどうか、で大きく異なる。直流よりも 40〜150 Hz の低周波交流が最も有害とされる。人体内部は比較的電気を通すが、皮膚や脂肪はあまり通さない。ただし、皮膚が湿っていると電流が流れやすくなる。体内を流れる電流が数 mA 程度ではほとんど危険はないが、100 mA の電流が 1 秒以上流れると心室細動を生じる可能性があって危険である（**表8.5**）。

表8.5 **電流と安全性**

電流の大きさ	結果
1 mA　（0.001 A）	軽いショック
10 mA　（0.01 A）	筋肉のまひ
20 mA　（0.02 A）	胸部筋肉のまひ、呼吸停止、短時間で致命的
100 mA　（0.1 A）	心室細動、不整脈、数秒で致命的
1000 mA　（1 A）	重症の火傷、ほとんどが即死

シップマン新物理学、p. 176

　微小な電圧を扱うことが多い医療機器では、安全基準が厳しく定められている。コンセントにアース（接地）端子の付いた 3P のものを用いたり、人体に接続する電極等は電源につながった機器とは完全に絶縁したり、といった対策を施す必要がある（**図8.25**）。

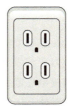

接地極付コンセント

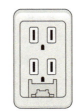

接地用端子の付いた
接地極付コンセント

図8.25 **3P コンセント**

■ 静電気は安全か？

　乾燥しているときに服を脱いだりすると、静電気がバチバチと音を立てることがある。これは放電現象なので電流が流れているわけだが、このような静電気は電圧は高くても電流の持続時間は極めて短いため危険はない。同じ放電現象でも落雷となると電流が非常に大きいので危険である。落雷の時、車の中にいると体内を電流が貫くことはない。それは導体（この場合は車）の中では電位が一定という性質により、中の人間には全く電流が流れないからである（静電遮蔽という）。

（5）── 生物と電磁気

　生物の中には電気を自分で発生したり、電場や磁場を高感度で検知した

りする能力を持っているものがある。

デンキウナギなどは尾部に数千個の発電板からなる発電機構を持ち、最大で 600〜800 V の電圧を発生することができる。シビレエイなども 70 V 程度の電圧を発生する。

また、ナマズは電気刺激に敏感で、0.1 mV/m の電場を感知することができる[*]。低周波の交流電場に最も良く反応し、地震に際して発生する圧電現象によって地震を検知するという説がある。

ハトは磁気検知能力が高く、10〜20 nT の磁場を検出することができる[**]（地磁気は 50 μT）。晴れているときは太陽によって方角を知るが、曇っているときは地磁気を検知して方角を知ることができる。また、サケは生まれた川に回帰する性質があるが、この際、嗅覚による他に地磁気を検知しているという説が有力である[***]。

[*] Bastian（1994）, Physics Today 47, 30

[**] 人体物理学、p. 761

[***] Putman et al.（2013）, Curr. Biol. 23, 312

章末問題　8

8.1 ▶ 1 m 離して置かれた平行導線にそれぞれ 1 A の電流を同じ方向に流した。導線 1 m あたりに働く力を求めよ。

8.2 ▶ 銅線中を電気信号が伝わる速度は光速に近い 2×10^8 m/s 程度であるのに対し、神経軸索中を活動電位が伝わる速度は有髄軸索でもせいぜい 100 m/s 程度なのはなぜか。

8.3 ▶ 温度 310 K として、濃度のデータ（**表 8.1**）から各イオンのイオン平衡電位を求めてみよ。ただし、$R = 8.31$ J/(mol·K) とする。

8.4 ▶ 長さ 1 mm、半径 5 μm の有髄軸索線維において、軸索抵抗 R、膜抵抗 r、膜容量 C を求めよ。ただし、軸索は円筒形で電気的には均一であるとして、R は円筒の断面積に反比例し、r は側面積に反比例、C は比例する。

8.5 ▶ 問題 8.4 で膜抵抗は無視できるとし、コンデンサーの充電時間から興奮の伝導速度を見積もれ。

8.6 ▶ 心電図の第 II 誘導の波形において、正の信号が発生しているとき、分極ベクトルはどのような変化をしていると考えられるか。

8.7 ▶ AED において加えられる電気ショックの持続時間はどれくらいの範囲になると考えられるか。

8.8 ▶ 生体インピーダンス法で 2 人の体脂肪率を測定した。インピーダンスの測定値が同じなのに、体脂肪率の推定値が異なるとしたら、どのような理由によるものか。

第9章

波と画像診断

9.1 波と画像化の基礎

解決すべき疑問 9.1

この章では、超音波、X線、γ線、磁気共鳴、赤外線を用いた画像診断の原理を学ぶ。人体に有害な検査法はどれか。簡便な装置から大がかりな装置まで、いろいろな画像診断装置の特徴を調べてみよう。

医療の現場では、さまざまな画像診断、すなわち2次元画像または3次元画像を得る検査機器が用いられている。さて、画像診断では何を検出するのだろうか。検出することができるのは波または粒子であるが、現在医療の現場で使われている画像診断機器は、電磁波、または音波など波を検出するものと考えてよい。電磁波は電場や磁場の変化が伝わる波で、横波としてとても速く（真空中の光速、$3×10^8$ m/s）伝わるのに対し、音波は媒質の振動が伝わる波で主に縦波としてゆっくり（音速は空気中で340 m/s程度、水中で1440 m/s程度）伝わる。それぞれの画像診断で用いられる波の性質を知ることで、装置の特徴が理解できる。

（1）── 画像化の基礎

波を利用した画像診断装置には2つの検出タイプがある（**図9.1**、**表9.1**）。1つは、人体に波を当て、その透過または反射を検出するもので、X線撮影（CT）、超音波エコーなどがこれに当たる。この場合、人体内での波の吸収や散乱による波の小さな変化や発生した信号を検出する。X線撮影では、身体にX線を照射して、その透過光の強度を検出する。超音波エコーでは、超音波を皮膚表面から体内に入れ、組織で反射してきた超音波を検出する。

もう1つのタイプは、人体が放射する波を検出するもので、核医学検査（γ線）、MRI（磁気共鳴）がこれに当たる。この場合、予め人体内に波が発生する状況を作り出し、その波を検出する。核医学検査では、γ線

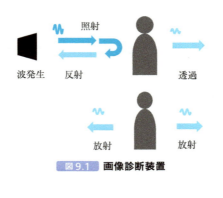

図9.1 画像診断装置

表9.1 画像診断機器の分類

診断機器	波の種類		検出タイプ
超音波エコー	音波	超音波	反射
X線撮影（CT）	電磁波	X線	透過
シンチレーションカメラ		γ線	放射
SPECT、PET			
MRI		電波	放射
OCT		赤外線	反射
サーモグラフィー			放射
電子顕微鏡	物質波	電子線	透過・反射

を発生する放射性同位元素（RI）を体内に取り込み、それが発生するγ線を検出する。MRIでは、強い磁場で水素の核スピンに2つのエネルギー状態を作りだし、強い電波を当てたあとで体内から出てくる弱い電波を検出する。

それぞれの検査の詳細は後に述べる。原理を学ぶ上での予備知識として必要な事項を最初に説明しよう。

（2）── 波の性質

■ 波の関係式

波の速度 V と、波長 λ、振動数 f（周波数と同じ）の間には次の波の関係式が成り立つ。

$$V = \lambda f$$

特に電磁波の場合は速度として光速が定まっている（真空中の光速は c で表す）ため、波長と振動数は片方がわかっていれば、他方は計算できる。例えば、波長 500 nm の可視光線（青緑色）の振動数は、光速 $c = 3 \times 10^8$ m/s から 6×10^{14} Hz と求められる。

■ 反射と屈折（7.1節参照）

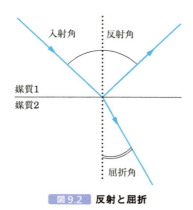

図9.2 反射と屈折

波が異なる媒質に入るときに、その境界線で反射や屈折が起こる（図9.2）。反射において、入射角と反射角は等しい（反射の法則）。また、媒質中の速度が異なるため、屈折が起こる。

媒質1における波の速さを v_1、媒質2における波の速さを v_2 とするとき、入射角 θ_i と屈折角 θ_r の間には、$\dfrac{\sin \theta_i}{\sin \theta_r} = \dfrac{v_1}{v_2} = n_{12}$ という関係がある（屈折の法則／スネルの法則）。ここで n_{12} を媒質1に対する媒質2の屈折率という。電磁波の場合、真空中に対する媒質の屈折率を、単にその媒質の屈折率という。

9.1 波と画像化の基礎　137

■ 回折と散乱

　波は少なくとも波長程度の広がりを常に持っているため、波が障害物の後ろに回り込む回折現象や、細かい粒子に当たって進行方向が変わる散乱現象などが起きる。この回折や散乱によって、画像診断における分解能の限界が決まる。従って、波を直接検出する場合は、十分波長の短い波を用いないと、所要の分解能が得られない。

（3）—— 音波の性質

　音波とは空気などの媒質の振動が主に縦波として伝わるものである。音波の速度（音速）V は光速よりはるかに遅い。20 ℃の空気中において、$V = 343\,\mathrm{m/s}$、水中では $1480\,\mathrm{m/s}$ 程度である。一般に気体より液体、液体より固体の中の方が音速は大きくなる。音速に上記の値を用いれば、波の式を用いて振動数から波長を求めることができる。

　音波のエネルギーは振幅の 2 乗に比例する。可聴音や超音波は、エネルギーがとても小さいので、人体にはほぼ無害である。分解能の点からは振動数が高いほど有利であるが、振動数が高いほど吸収が大きくなるため、体内の奥まで音波が到達しなくなる。

表9.2　音波の分類

名称	振動数	波長	
		空気中	水中
可聴音	20 Hz〜 20 kHz	17 m〜 17 mm	74 m〜 74 mm
超音波*	20 kHz 以上	17 mm 以下	74 mm 以下

＊超音波エコーに用いられる超音波は、振動数 2〜10 MHz、空気中の波長 170〜34 μm、水中の波長 740〜150 μm（9.2 節（1）参照）。

（4）—— 電磁波の性質

　光（可視光線）も X 線も電波も、全て電磁波の一種である。電磁波は電場や磁場の変化が波として伝わるもので、その速度は光速、すなわち真空中で $c = 3.0 \times 10^8\,\mathrm{m/s}$ に等しい。空気中では真空中とほぼ同じであるが、屈折率が n の物質中では c/n になる。

　光は波であると同時に粒子としての性質も併せ持っている。光を粒子と考えたとき、それを光子という。光子はエネルギーを運ぶ粒子である。光子 1 個の持つエネルギー E は振動数 f（光の振動数はよく ν で表される）に比例して、$E = hf$ と表される。ここで、$h = 6.6 \times 10^{-34}\,\mathrm{J \cdot s}$ はプランク定数である。波長と振動数の積は速度なので一定である。したがって、波長とエネルギーは反比例の関係となる。

■ 原子・分子による電磁波の吸収と放出（7.1 節参照）

　光子はエネルギーをどのようにして運ぶのか。原子・分子がある状態からエネルギーの異なる別の状態に変化するとき、そのエネルギー差と等しいエネルギーを持つ光子を吸収したり、放出したりする。振動数 f の光子は hf のエネルギーを運ぶ。したがって、原子の 2 つの状態 E_1、E_2 のエネルギー差を ΔE とすれば、$\Delta E = E_2 - E_1 = \pm hf$ となるような振動数

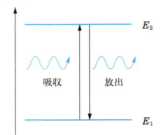

図9.3 電磁波の吸収と放出

の光子を吸収または放出することになる（図9.3）。

　原子・分子が吸収・放出する光子の振動数は、原子・分子のエネルギー状態の情報を持っていることから、電磁波のスペクトルを分析することで、原子・分子の構造を調べることができる。原子・分子のさまざまな構造が引き起こす変化、すなわち原子核、軌道電子、分子振動、分子回転、電子スピンや核スピンに対応する変化がどの波長領域のスペクトルに現れるかも併せて、表9.3に示した。

表9.3 電磁波の分類と名称

名称	電波	マイクロ波	赤外線	可視光線	紫外線	X線	γ線
波長	10 cm 以上	10 cm〜 100 μm	100〜 0.7 μm	0.7〜 0.4 μm	0.4 μm〜 10 nm	10 nm〜 10 pm	10 pm 以下
振動数	3 GHz 以下	3 GHz〜 3 THz					
エネルギー			0.01〜 1.8 eV	1.8〜 3 eV	3〜 100 eV	100 eV〜 100 keV	100 keV 以上
診断機器	MRI		サーモグラフィーなど			X線撮影など	PETなど
原子・分子の対応する構造	スピン	分子回転	分子振動	軌道電子			原子核

　ここで、$1\,\text{eV} = 1.6 \times 10^{-19}\,\text{J}$と換算できる（9.4節参照）。この表で右に行くほど光子としてのエネルギーが大きくなる。X線とγ線は放射線に分類される。加速した電子によって生成されるものをX線、原子核が自然に放出するものをγ線という。

> **練習 9.1**
>
> エネルギー100 keVのX線と、振動数10 MHzの超音波の、空気中での波長を比較せよ。ただし、音速は340 m/sとする。

（5）——粒子性と波動性

■ 光の粒子性

　波長の短い光が金属表面に当たると電荷が放出される現象を、光電効果という（図9.4）。入射光の波長がある閾値より短いときだけ電子が放出される性質があり、これは波としての性質からは説明が付かない。アインシュタインは光を粒子（光子）と考え、光子1個あたりのエネルギーが光の振動数fに比例してhfと表せると考えることでこれを説明した。金属から電子が飛び出すのに必要なエネルギー（仕事関数という）をW_0とすれば、放出される電子の最大運動エネルギーは$hf - W_0$となる。

　また、アインシュタインは光子の運動量が$p = h/\lambda$で表されると考えたが、これも、X線と電子の衝突実験で確かめられた（コンプトン効果）。

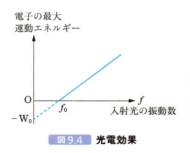

図9.4 光電効果

■ 物質の波動性

光が波と粒子としての性質を持つのと同様に、粒子である電子も波の性質（電子波）を持つのではないか、と考えたのがド・ブロイである。電子の運動量は光子の運動量と同じく、$p = h/\lambda$ で表されると仮定すれば、運動量は質量 m_e と速度 v の積であることから、電子波の波長は、$\lambda = \dfrac{h}{m_e v}$ と表せる。

（6）── ドップラー効果

ドップラー効果とは、波源から発生した波を観測する場合、波源や観測者が動いていると、波が元の振動数と異なる振動数に変化して観測される現象である。波源と観測者が近づくときには振動数は高くなり、遠ざかるときには低くなる。音波や電磁波について観測されるが、ここでは音波を例にして説明する。

■ 音源が動く場合

音源が動く場合、音波の波面が、音源の進行方向では密になり、反対方向では疎になる（図9.5）。観測者の受け取る波の数はそれぞれの方向で異なることになる。音の速さを V、音源の速度を v_s（観測者に向かう方向を正とする）、音源の振動数を f_0 とすると、観測者の受け取る音波の振動数は、$f' = \dfrac{V}{V - v_s} f_0$ となる。

■ 観測者が動く場合

観測者が動く場合、音波が進む速度は音速と観測者の速度の和（または差）で表される。観測者の速度を v_o（音源に向かう方向を正とする）とすると、観測者の受け取る音波の振動数は、$f'' = \dfrac{V + v_o}{V} f_0$ で表される。

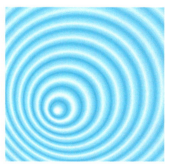

図9.5　ドップラー効果

（7）── フーリエ変換とスペクトル

ある物理量が時間的に変化している場合、その物理量を縦軸に取り、時間を横軸に取ってグラフに描いたものが時間波形である。これがある周期で繰り返していれば、波であることはすぐ想像がつく。波というと連続した正弦波を連想するかもしれないが、繰り返し波形であれば、波として正弦波の重ね合わせで表すことができる。また、繰り返しのない単発の現象であっても、波として取り扱うことはできる。パルスも波の一種であって、多くの正弦波を合成することでパルスを作り出すことができる。

一方、波のグラフ表現として、周波数（または波長）を横軸に取り、それに対応する波の振幅または強さを縦軸とするグラフを描くこともでき

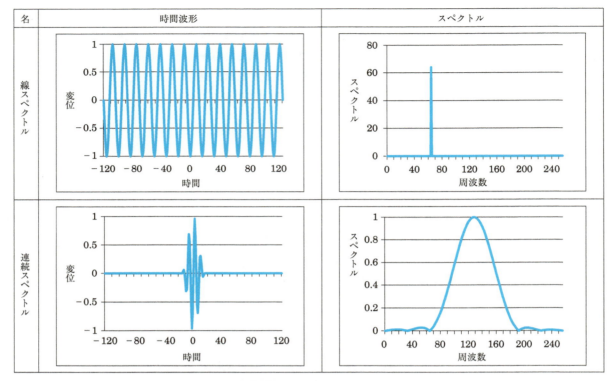

図 9.6　時間波形とスペクトル

る。これを波のスペクトルという。スペクトルは波を周波数成分に分解し、その分布をグラフ化したものである。

　線スペクトルは時間領域で考えると、連続した正弦波、またはその重ね合わせで表現される（**6.1 節（3）**「フーリエ級数とスペクトル」参照）。これに対して、連続スペクトルは広い周波数の範囲にスペクトルが拡がっていて、波としての性質はあまり長時間続かない。時間波形とスペクトルは同じデータを異なる表現で表したもので、フーリエ変換という操作を施すことにより、時間波形とスペクトルを互いに変換することが可能である。線スペクトルと連続スペクトルの例を **図 9.6** に示す。

9.2　超音波

解決すべき疑問　9.2

超音波エコーが妊婦の検診や人間ドックの検診によく使われるのはなぜか。また、プローブを当てる前に、ジェルを塗るのはなぜか。

　超音波エコー装置は、体内の組織を画像化する最も簡単な方法で、装置

もコンパクトである。音波を用いるために生体に全く害がなく、リアルタイムの映像が得られる。一方、画像は少し不鮮明で分解能に限界があり、視野が狭いという欠点がある。

（1）── 超音波エコーの原理

超音波エコーでは、体外から超音波パルスを送信して生体の組織で反射して戻ってきた信号を受信するまでの時間（往復に要する時間）を測定することで、組織までの距離が求められ、その反射信号の強度変化から組織の様子がわかる（**図 9.7**）。分解能の点から、超音波としては波長の短い（水中では 150〜740 μm 程度）2〜10 MHz 程度の振動数が用いられる。測定をする際に対象に当てる検出器をプローブという。超音波の送受信を行うプローブとしては、セラミックスなどの素子が用いられ、電気信号を機械的な振動に変換している。振動数が高いと分解能はよくなるが、体内での減衰も大きくなるため、深部を見たい場合は低めの振動数で用いる。

画像化するためには、プローブを機械的に走査したり、多数のプローブを並べて順番に切り替えたりすることで、異なる部位からの反射パルスを検出する。得られた画像は、**図 9.8** のようにプローブの位置から超音波の拡がりに応じて円弧状に深さ方向が表現されるものになる。

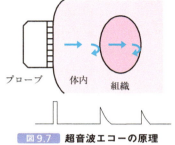

図 9.7 超音波エコーの原理

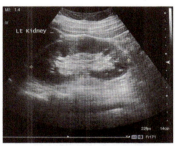

提供：Monet_3k／Shutterstock
図 9.8 超音波エコー画像

> **練習 9.2**
> 水中でプローブから発射された超音波パルスが、プローブから 2 cm 離れた物体の表面で反射して戻ってくるとき、どれだけの時間がかかるか。

（2）── 反射と音響特性インピーダンス

媒質の音速と密度の積を音響特性インピーダンスという（**表 9.4**）。音響特性インピーダンスは媒質の振動しにくさを表す量である。媒質1、媒質2の音響特性インピーダンスをそれぞれ Z_1, Z_2 とすると、媒質1から媒質2への境界での、音響エネルギーの反射係数（率）R と透過係数（率）T は、

$$R = \frac{(Z_1 - Z_2)^2}{(Z_1 + Z_2)^2}, \quad T = 1 - R = \frac{4Z_1 Z_2}{(Z_1 + Z_2)^2}$$

と与えられる。

この式を用いると、音響特性インピーダンスが大きく異なる空気と水の境界では、超音波はほとんど反射してしまうことが導かれる。このため、超音波エコー検査ではプローブと身体の間にジェルを塗って境界面での反

表 9.4 物質中の音響特性インピーダンス

媒質	音速 [m/s]	密度 [kg/m³]	音響特性インピーダンス [kg/(m²s)]
空気	340	1.20	4.13×10^2
水	1480	1.00×10^3	1.48×10^6
脂肪	1450	0.92×10^3	1.33×10^6
筋肉	1580	1.04×10^3	1.64×10^6
骨	3500	2.23×10^3	7.80×10^6

人体物理学、p. 560 に基づく

射を避けている。また、骨や空気があると超音波が反射してしまってその先に到達しなくなるため、それを避けて画像を得るようにする。

練習 9.3

空気の音響特性インピーダンスを 4×10^2 kg/(m²·s)、水の音響特性インピーダンスを 1.5×10^6 kg/(m²·s) として、音波が空気中から水中に入るときの透過係数を求めよ。

（3）── ドップラー効果の応用

■ ドップラー法による流速測定

超音波エコーにおいて、ドップラー効果を利用して血流速度の情報を得ることができる（**図 9.9**）。この場合、血球で観測する音波は観測者が動く場合の式に従って振動数が変化し、血球で散乱された音波をプローブで検出するときは音源が動く場合の式に従う。血流の速さを v、血流と超音波ビームのなす角を θ とすると、観測される振動数のシフト（変化）$f - f_0$ は、v が音速 V に比べて十分小さいとき、$f - f_0 = \dfrac{2v \cos \theta}{V} f_0$ と近似される。式からわかるように、血流が超音波と直交している場合は、全くドップラー効果は観測されない。超音波の進行方向に沿った血流の速度成分が大きくなるように配置する必要がある。

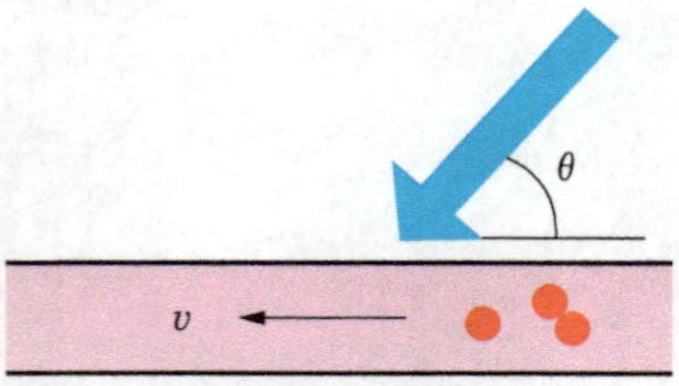

図 9.9 ドップラー法

9.3 X 線

解決すべき疑問 9.3

X 線撮影で白い部分と黒い部分はどうして生じるのか。また、撮影に用いられる X 線のエネルギーはどのようにして決められるのか。

1895 年にレントゲンが X 線を発見して以来、最もよく使われる画像診断が X 線撮影である。最近では写真フィルムでなく、半導体検出器を用いたディジタル信号処理を行う機器が一般的である。また、1972 年、ハンスフィールドによって発表された X 線 CT は、生体の断層画像の撮影を可能にした。X 線の波長は 10 nm 以下なので、十分な位置分解能を持っている。X 線は人体に有害であるが、機器の性能向上により検査時の被ばく線量は低くなってきている。

（1）── X線の発生

X線管では、**図9.10**のようにフィラメントを加熱して放出させた電子を高電圧によって加速してターゲット金属に衝突させ、X線を発生させる。X線のスペクトルはある波長以上に（あるエネルギー以下に）広がり、何本かの鋭いピークを持つ。入射電子のエネルギーは、電気素量を e、加速電圧を V として、eV で与えられるが、放出X線のエネルギー hf はこれより小さいので、その最短波長 $\lambda_{\min}$ は、

$$\lambda_{\min} = \frac{c}{f_{\max}} = \frac{hc}{eV}$$

となる。加速電圧としては、100 kV 程度で用いられる。

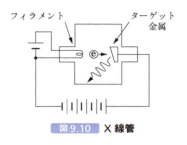

図9.10　X線管

> **練習9.4**
>
> 加速電圧が 100 kV のときに放出されるX線の最短波長を求めよ。

（2）── X線の透過と吸収

X線が物質中を通過するとき、原子・分子による吸収・散乱が起こるため、電磁波の強度 I は減衰していく。入射強度を I_0、進んだ距離を x で表せば（**図9.11**）、

$$I = I_0 e^{-\alpha x}$$

と表せる（ランベルトの法則）。α（単位 cm^{-1} など）のことを線減衰係数（または単に減衰係数、吸収係数、減弱係数）という。α が大きい物質中では単位長さあたりの減衰も大きい。また、原子番号の大きい原子ほど単位質量あたりのX線の吸収が大きい。

ある距離 ℓ だけ通過したときにX線の強度が $\frac{1}{2}$ になるとき、ℓ を半価層といい、$\ell = \log_e 2/\alpha$ と表せる。

＊微分を用いれば、単位長さあたりの減衰量は強度 I に比例するので、$\frac{dI}{dx} = -\alpha I$ と表せる。この方程式の解は、$I = I_0 e^{-\alpha x}$ となる。

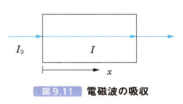

図9.11　電磁波の吸収

α の大きさは密度 ρ に大きく依存するので、その比 α/ρ を質量減衰係数といい、この大きさが物質中でのX線の減衰の大きさを表す指標となる。

> **練習9.5**
>
> X線が一様な物質中を進むとき、10 cm 進んだところで強度が入射波の 50 % になった。この物質中でのX線の線減衰係数を求めよ。ただ

し、$\log_e 2 = 0.693$ とする。

(3)——X 線撮影

図 9.12 X 線撮影

放射線基礎医学、p. 33に基づく

図 9.13 人体各部の質量減衰係数

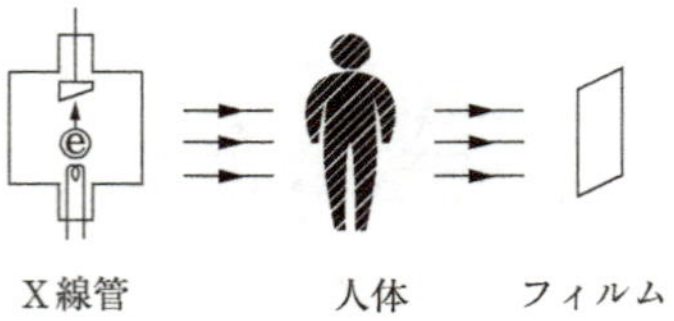

X 線撮影は、体内の組織によって X 線の質量減衰係数が異なることを利用したものである。人体に X 線を当て、透過してきた X 線の強度をフィルムまたは検出器で画像化する（**図 9.12**）。X 線管で発生した X 線は、体内を通過する際に散乱・吸収を受けて減衰し、透過した量だけフィルムを感光させる。X 線の減衰が大きいところは感光度が小さく、フィルム上では白く見える。減衰が小さいところは感光度が大きく、フィルム上では黒く見える。この関係は最近のコンピュータ化された X 線画像でも同じである。質量減衰係数のグラフ（**図 9.13**）を見ると、骨は軟組織に比べて、減衰が大きいことがわかる。このため、骨は白く写る。

X 線の最大エネルギーは X 線管の加速電圧を変更することで制御できるが、発生する X 線は広いスペクトル幅を持っているので平均エネルギーの変化は緩やかである。グラフから、骨と軟組織では質量減衰係数がかなり異なること、X 線のエネルギーが大きすぎると、むしろ差がはっきりしなくなることが読みとれる。

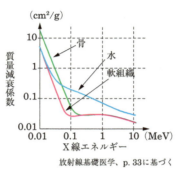

(4)——X 線 CT

CT は Computed Tomography の略であり、コンピュータを使った断層撮影のことである。向かい合った X 線管と検出器（群）を平行移動（または回転運動）しながら透過 X 線強度の測定を行うと、その方向への投影データが得られる（**図 9.14**）。方向を変えて同様の測定を繰り返して得られた投影データから、断層面内の減衰係数の空間分布を計算によって求めることができる。例えば、**図 9.15** のような数値（例えば減衰係数）の

図 9.14 断層撮影

2		0	0	1	3	1
1	0	0	1	0	1	2
0	0	0	1	0	0	1
2	0	1	0	0	1	2
0	1	0	0	1	0	2
	0	1	0	0	1	2
合計	1	2	2	1	3	

図 9.15 減衰係数の空間分布

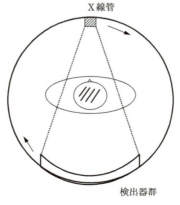

分布であったとき、各方向の測定を行えば数値の合計が得られる。そのデータから、逆計算によりそれぞれの位置の数値を求めることが可能になる。

現在のCTでは、図9.14のように扇状に広がるX線を放出するX線管と、多数並べた検出器群を用いて、回転走査を行うことにより、投影データを高速に得ることができるようになっている。

CTで取り扱うデータは、2次元画像の各位置における（線）減衰係数（吸収係数）をCT値（HU）と呼ばれる値に数値化している。各位置における減衰係数をμとすれば、水の減衰係数をμ_wとして、$CT = 1000 \times \dfrac{\mu - \mu_w}{\mu_w}$と定める。空気の減衰係数は0なのでCT値は$-1000$、定義より水のCT値は0、骨の減衰係数は水のおよそ2倍なのでCT値はおよそ1000となる。図9.16のようなCT画像では、CT値の低い箇所は黒く、高い箇所は白く表現されている。

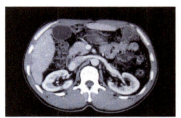

提供：Hong xia／Shutterstock

図9.16　X線CT画像

9.4　γ線と核医学

解決すべき疑問　9.4

γ線は人体に有害と考えられるが、これを用いた核医学検査が有効となるのはどのような場合か。

γ線の検出は1947年のカルマンによるシンチレーション検出器の発明から始まった。1956年にはアンガーによってシンチレーションカメラが開発され、画像診断に利用されるようになった。生体内での検査（in vivo検査）として、トレーサーとして体内に取り込んだ放射性同位元素からのγ線を計測するのが、シンチレーションカメラ、SPECT、PETなどの核医学検査である。核医学検査は分解能があまり高くないので、分解能の高いX線CTと組み合わせて用いられることも多い。

（1）── 核医学の基礎

■ 原子核の崩壊

原子核が放射線を出して崩壊し、別の原子核に変わることを、放射性崩壊という。放射性崩壊やγ線の放出を伴う核の変化には以下のようなものがある。

α崩壊…α線すなわちHeの原子核を放出する放射性崩壊である。${}^{A}_{Z}X \rightarrow {}^{A-4}_{Z-2}Y + {}^{4}_{2}He$と表せる（$A$は質量数、$Z$は原子番号を表す）。

β崩壊…β線すなわち電子を放出する放射性崩壊であって、次のβ^+崩壊と区別してβ^-崩壊ということもある。${}^{A}_{Z}X \rightarrow {}^{A}_{Z+1}Y + {}^{0}_{-1}e$と表せる。

β^+崩壊…β^+線すなわち陽電子を放出する放射性崩壊であって、自然には起こらないが人工的に作られた人工放射性元素で起こる。$_Z^A X \rightarrow {}_{Z-1}^A Y + {}_1^0 e$ と表せる。β^+崩壊で放出される陽電子は周りの電子と衝突して消滅し（対消滅）、そのとき互いに逆方向に進むエネルギー 511 keV の γ 線光子 2 個を放出する。

電子捕獲（EC：electron capture）…原子核中の陽子が電子を捕まえて中性子に変化する。$_Z^A X + {}_{-1}^0 e \rightarrow {}_{Z-1}^A Y$ と表せる。

異性体転移（IT：isomeric transition）…原子核がエネルギーの高い状態にあるとき、γ 線などの電磁波を放出してエネルギーの低い状態に変化することをいう。$_Z^{Am} X^* \rightarrow {}_Z^A X + hf$ と表せる。

γ 線の放出…α 崩壊や β 崩壊を起こすとき、さらに γ 線の形で余ったエネルギーを放出することが多い。

■ 放射線のエネルギー

放射線のエネルギーは加速電子のエネルギーに換算して eV（エレクトロンボルトまたは電子ボルト）で表す。電子が 1 V の電圧で加速されて得る運動エネルギーを 1 eV という。電子の電荷は 1.60×10^{-19} C であるから、1 eV $= 1.60 \times 10^{-19}$ J である。また、原子質量単位で 1 u 分の質量は、質量とエネルギーの等価性から、932 MeV のエネルギーに相当することがわかっている（10.1 節参照）。

■ 半減期

放射性原子核が自然に崩壊を起こすとき、放射性原子核の数 N が時間 t の経過と共に減少していく様子は、

$$N = N_0 \left(\frac{1}{2}\right)^{\frac{t}{T}} \quad (ただし、N_0 は定数)$$

と表せる。定数 N_0 は $t=0$ における原子核数の初期値で、この関数は時間と共に減少する指数関数である。T を半減期といい、N が半分に減少する時間を表す（10.1 節参照）。

（2）── 核医学検査

生体の核医学検査（in vivo 検査）では、トレーサーと呼ばれる放射性同位元素（RI：radioisotope）を体内に取り込み、そこから放出される γ 線を検出することによって、特定の原子の分布や移動の様子を画像として得る。トレーサーとして用いられるのは、比較的半減期の短い放射性原子核である。トレーサーとしてよく用いられる代表的な核種を**表 9.5** に挙げた。質量数の後ろについた m の記号は寿命の長い準安定状態を表す。

γ 線の検出に使われるシンチレーション検出器は、γ 線を可視光に変換

	表9.5 トレーサーの代表的核種		
核種	半減期	崩壊形式	エネルギー
^{99m}Tc	6.01 h	IT	141 keV
^{123}I	13.27 h	EC	159 keV
^{18}F	109.8 min	β^+	511 keV

してから検出するもので、検出したγ線のエネルギーを分析することが可能である。

■ シンチレーションカメラ（ガンマカメラ）

トレーサーから放出されるγ線をシンチレーション検出器によってX線写真のように2次元画像化するのがシンチレーションカメラであり、撮影した画像をシンチグラムという。

トレーサーとしてはγ線のみを短時間発生するRIが望ましい。^{99}Moのβ崩壊から作られる^{99m}Tcという核異性体がトレーサーとしてよく使われる。^{99m}Tcは準安定状態で6時間ほどの寿命があり、γ線を放出することでエネルギーの低い安定な^{99}Tcとなる。

β崩壊 $\quad ^{99}_{42}\text{Mo} \rightarrow ^{99m}_{43}\text{Tc} + ^{0}_{-1}\text{e}$ のあと

異性体転移 $\quad ^{99m}_{43}\text{Tc} \rightarrow ^{99}_{43}\text{Tc} + hf$ （γ線）（半減期6 h）

この反応はγ線を発生させるのに加速器などを必要としないのが特長である。

■ SPECT

SPECT（Single Photon Emission Computed Tomography）は、単一のγ線を放出する核種を用いて、シンチレーション検出器で検出する断層撮影法である。単一という意味は、次項に述べるPETで用いる放射性同位元素が2個の光子を同時に発生するのに対して、SPECTでは1個ずつ発生させるからである。X線撮影に対してX線CT装置があるのと同様に、シンチレーションカメラに対してSPECTによる断層撮影が用いられる。図9.17は心筋のSPECT画像である。特長はシンチレーションカメラと同様、γ線を発生させるのに特別な装置を必要としないことであるが、体内でγ線が吸収散乱されやすいという欠点があり、PETに比べて感度や分解能がよくない。

■ PET

PET（Positron Emission Tomography）ではトレーサーとして^{18}Fなど、β^+崩壊によって陽電子（ポジトロン）を放出する核種が用いられるため、この名前がある。放出された陽電子は電子と衝突して消滅し、陽電子と電子の質量は全て2個のγ線のエネルギー（各511 keV）に変換さ

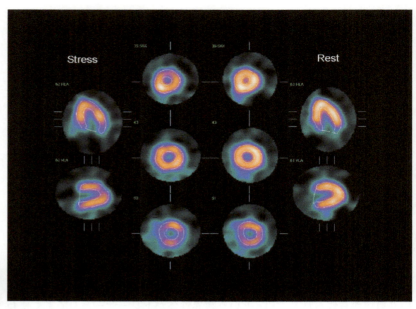

図 9.17　心筋の SPECT 画像

れる。これは質量とエネルギーの等価性によるものである。また、運動量保存則から、2 個の γ 線光子が互いにちょうど逆方向に放出される。

β^+ 崩壊　${}^{18}_{9}\mathrm{F} \rightarrow {}^{18}_{8}\mathrm{O} + {}^{0}_{1}\mathrm{e}$　（半減期 110 min）　のあと
陽電子消滅　${}^{0}_{+1}\mathrm{e} + {}^{0}_{-1}\mathrm{e} \rightarrow 2hf$（γ 線）

図 9.18 は全身の PET のデータに CT 画像を合成した PET–CT 画像である。右肺にトレーサーの集積が見られる。PET では 2 個の γ 線を同時検出するため、感度や分解能がよい。しかし、陽電子を放出する核種である $^{18}\mathrm{F}$ は半減期が約 2 h と短く、これを生成するためにサイクロトロンという加速器が必要になり、大がかりな設備となる。

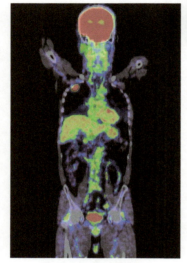

図 9.18　PET–CT 画像

練習 9.6

陽電子消滅のときに放出される γ 線のエネルギーを求めよ。ただし、電子と陽電子の質量を 0.000548 u とする。

練習 9.7

PET 検査で 1.8×10^{12} 個のフッ素 18 を体内に取り込んだ。フッ素 18 は毎秒何個崩壊するか。

9.5 電波と磁気共鳴（MRI）

> **解決すべき疑問　9.5**
>
> MRI では放射線被ばくの危険はないのか。それ以外に安全性の観点から気をつけるべきことを挙げてみよう。

　1973 年、ローターバーによって MRI が発明された。MRI は Magnetic Resonance Imaging：磁気共鳴イメージングの略である。NMR（Nuclear Magnetic Resonance：核磁気共鳴）という用語も使われている。他の節で扱う画像診断とは異なり、原理は少し複雑である。具体的には、水素原子の核スピンのエネルギー状態を分裂させるために強力な磁場をかけ、エネルギー差に相当する電波を外から加えることで、その吸収と放出の様子を見るものである。強力な磁場を発生させるのに超伝導磁石を用いるため、大がかりな装置となる。骨の影響を受けず、断層撮影において切断方向を自由に選べるなどの特長がある。

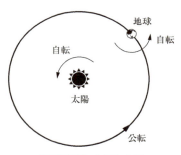

図 9.19　公転と自転

（1）── 核スピンと磁場

　図 9.19 のように、地球は太陽のまわりを回る（公転）と同時にそれ自身でも回転運動（自転）をしている。また、太陽も自転している。これを原子に当てはめれば、電子は原子核のまわりを公転しながら自分自身も自転している。公転運動の大きさを軌道角運動量、自転運動の大きさをスピン角運動量という。また、原子核の自転を核スピン運動量という。

　水素原子などの原子核は核スピン運動量を持つため、ミクロな磁石（磁気モーメントという）になっている。磁気モーメントを強い磁場の中に置くと、磁場に対する向きによってエネルギーは異なる。磁場の向き（N から S、図 9.20 の上向き）と磁気モーメントの向き（S から N）が同じとき（上向き、図 9.20(a)）は、N と S が引き合うため安定であり、エネルギーは低くなる。ところが、向きが逆のとき（下向き、図 9.20(b)）は、反発し合うため、不安定でエネルギーは高くなる。

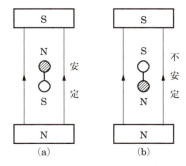

図 9.20　磁場中の核スピン

　磁場がないとき、核スピンの向きはばらばらであるが、磁場をかけると、核スピンの向きは上向きと下向きの 2 通りしか許されず、エネルギー状態も 2 通りに分裂する（図 9.21）。磁束密度 B_0 の磁場を加えると、2 つの状態のエネルギー差 ΔE は B_0 に比例して、$\Delta E = \dfrac{\gamma h B_0}{2\pi}$ と表される。ここで、$\gamma/2\pi$ は物質によって異なる磁気回転比と呼ばれる量であり、h はプランク定数である。核スピンベクトルの合成ベクトルを考えると、エ

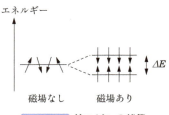

図 9.21　核スピンの状態

ネルギーの低い核スピン上向きの状態の方が多く存在するので、初め、核スピン合成ベクトルは上向きである。

（２）── 磁気共鳴

このエネルギー差にちょうど等しいエネルギー $\Delta E = hf$ を持つ光子（電磁波）を当てると、2つの状態間で電磁波の吸収または放出を伴った状態間の遷移が起こる。その周波数（振動数）f をラーモア周波数といい、$f = \dfrac{\gamma B_0}{2\pi}$ である。

この状態で放出されてきた電磁波を測定するのが磁気共鳴（MR）法である。生体用の MR 装置では水素原子核（^{1}H ＝陽子：proton）に注目するが、水素原子核スピンの磁気回転比は 42.6 MHz/T である。ここで、T は磁束密度の単位テスラである。MRI で用いられるのは、1.5 T 程度の超伝導磁石であり、地磁気の大きさ 0.3 G（ガウス）＝ 3×10^{-5} T 程度と比べて 5 万倍にも及ぶ。超伝導を維持するために、絶対温度 4 K（－269 ℃）の液体ヘリウムで磁石用コイルを冷却している。強い磁場をかけるほどエネルギー差が大きくなって検出は容易になるが、人体への安全性が確かめられている磁束密度の上限は 1.5 T～3 T であるため、通常この条件を用いる。

練習 9.8

水素の原子核スピンを磁束密度 1.5 T の磁場中に置いたときのラーモア周波数を求め、上向き準位と下向き準位のエネルギー差を求めよ。ただし、プランク定数 $h = 6.6 \times 10^{-34}$ J·s とする。

（３）── 緩和現象

z 軸方向の磁場中にある原子核スピンを巨視的に見ると、最初合成スピンは上向きのベクトルになっている（**図 9.22(a)**）。

エネルギー差に相当する電磁波を加えると、原子核は電磁波を吸収してエネルギーの高い下向きスピンの状態に遷移し、ちょうど合成スピンのベクトルが逆向きになる時がある(b)。電磁波をこの時間だけパルスとして加えると、ベクトルが 180° 回転するため、このパルスを 180° パルスと呼ぶ。ここで電磁波をストップすると、エネルギーが失われて合成スピンは自然に元の状態(a)に戻っていく。これを緩和現象という。

電磁波の方向を選ぶと、ベクトルが回転していくとき y 軸方向に倒れるようにできる。ちょうど合成ベクトルが y 軸に重なるのは、180° パルスの半分の時間だけ電磁波を加えたときである(c)。このパルスを 90° パル

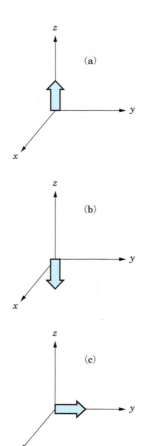

図 9.22 緩和現象

スという。ここで電磁波をストップすると、やはり合成スピンは自然に元の状態 (a) に戻っていく。

縦方向 (z 軸) の戻り方を縦緩和、横方向 (y 軸) の戻り方を横緩和といい、それぞれの戻り時間を、縦緩和時間 T_1、横緩和時間 T_2 という。必ずエネルギーの変化を伴う縦緩和現象よりも、エネルギーの変化がなくてもベクトルの向きがばらばらになることでも起こる横緩和現象の方が早く進むので、必ず $T_1 > T_2$ である。

MRI で画像診断が可能になるのは、水素原子核の T_1 や T_2 が体内の各組織において大きく異なるためである (**表 9.6**)。特に、水分の多い組織の状態を判別するときに MRI は威力を発揮する。生体中の水分子は、高分子と分子間力で結合している結合水と、単独で存在する自由水とに分けられる。結合水では T_1 が短く、脂肪などが分離できる。T_2 は自由水では長いが、内部磁場の不均一があると短くなる。測定の時間設定によって、T_1 の違いを強調した画像や T_2 の違いを強調した画像などが得られる。

表 9.6　各組織の緩和時間

組織	T_1 [ms]	T_2 [ms]
純水	3000	2000
白質	790	92
灰白質	920	101
骨格筋	870	47
肝臓	490	43
腎臓	650	58
脂肪	260	84

診療画像機器学, p.205 に基づく

(4) —— MRI と画像化の原理

磁気共鳴を起こす電波の波長は数 m にも及ぶため、空間的な強度分布を測定して断層画像を得ることはできない。よい分解能を得るために、信号を検出する際に、**図 9.23** のように x 軸方向に傾斜磁場を加える。すると、ラーモア周波数は磁場の大きさに比例するため、x 軸方向の異なる位置からの信号は異なる周波数として分解することができる (周波数エンコードという)。y 軸方向については位相を変えるための傾斜磁場パルスをさらに加えて、y 軸の異なる位置からの信号を分解する (位相エンコードという)。このような軸の切り出し方向は自由に設定できる。

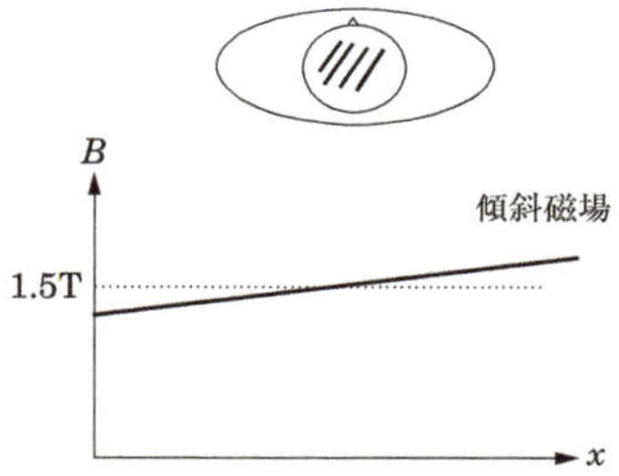

適切なタイミングで信号の時間的変化のデータを検出し、これにフーリエ変換という処理を施すことによってスペクトル (周波数分布) が得られる。これを位置情報に変換することで 2 次元画像情報が得られる。周波数の測定は精密に行えるため、高い空間的分解能が得られる。**図 9.24** に頭部の MRI の例を示す。

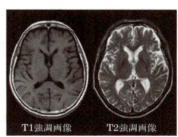

図 9.23　傾斜磁場

図 9.24　MRI 画像

提供：鹿児島大学病院

(5) —— MRI の実際

MRI では強力な磁場を発生するため、金属などの磁性体を身に付けていると危険であり、ペースメーカーも禁忌である。また、超伝導磁石は安定して電流が流れていると全くエネルギーを消費しないが、電流が変化すると突然発熱し、液体ヘリウムやさらにそれを冷却している液体窒素が蒸発して危険である。

■ パルスシーケンス

MRIの信号を得るためには、磁気共鳴周波数の電波（RF）の90°パルスや180°パルス、位相を変える傾斜磁場パルス、エコー信号を読み出すタイミングなど、パルスの与え方を決める必要がある。これをパルスシーケンスと呼ぶ。その代表的なものがスピンエコー法（図9.25）である。スピンエコー法では、まず励起用の90°パルスを与えて磁気モーメントベクトルを90°倒し、その後位相が崩れてきたところで収束用の180°パルスを加えるとベクトルが180°回転すると共に位相が揃い始める。位相が収束したところでエコー信号を読み出す。

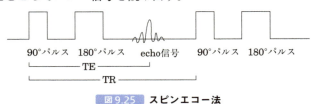

図 9.25　スピンエコー法

■ 画像コントラスト

図9.25で、90°パルスからエコー信号までの時間をエコー時間TE、次の90°パルスまでの時間を繰り返し時間TRという。TRとTEを変えることで、画像のコントラストが変化する（図9.26）。例えば、TRとTEを短く設定すると、画像のコントラストはT_1に依存するのでT1強調画像となる。逆にTEとTRを長く設定すると、画像のコントラストはT_2に依存するのでT2強調画像となる。TRを長く、TEを短く設定するとT_1、T_2の影響が少なくなってプロトン密度強調画像となる。

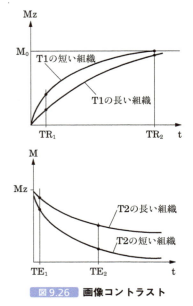

図 9.26　画像コントラスト

9.6　赤外線

解決すべき疑問 9.6

赤外線（近赤外線）が画像診断に向いているのはなぜか。

　赤外線は他の画像診断と異なり、眼科や皮膚科などで使われる。近赤外線（波長にして700～900 nm）は水やヘモグロビンによる吸収がほとんどなく、生体内まで浸透するという特徴がある。この領域を用いた画像診断にOCTがある。また、人間は遠赤外線（波長にして10 μm程度）を熱放射している。これを利用しているのがサーモグラフィーである。赤外線はエネルギーが低く人体に無害なため、診断用には適している。ただし、周囲からも発生しており、検出時の雑音が大きいという欠点がある。

（1）── 光の干渉とコヒーレンス

　光は波であるから、複数の光を重ねると干渉が起きる。波の干渉のしやすさ、波の位相がどれだけ揃っているかをコヒーレンスといい、光源の干渉が起きる長さをコヒーレンス長という。コヒーレンス長は光の波の位相が安定したきれいな正弦波として続いている長さを表す。最もコヒーレンス長の長い光であるレーザー光では、線幅が 10 kHz とすればコヒーレンス長は 30 km にもおよび、最もコヒーレンス長の短い白熱電球では 500 nm 程度である（表 9.7）。ところで、時間的拡がりとスペクトル幅の関係から、光子の到着時刻と周波数を同時に精度よく定めることはできない。そこで、周波数の不確かさを Δf、時間の不確かさを Δt とすれば、およそ $\Delta f \Delta t \geq 1$ という関係がある。コヒーレンス長 $c\Delta t$ を表す式はスペクトル形状によって係数が変わってくるが、波長を λ、スペクトル幅を $\Delta\lambda$、サンプルの屈折率を n として、$\dfrac{0.44\lambda^2}{n\Delta\lambda}$ で与えられる*。

表 9.7 光源とコヒーレンス長

光源の種類	スペクトル幅（振動数/波長）	コヒーレンス長
気体レーザー	1 GHz	30 cm
白熱電球	1.1 μm	500 nm
SLD	20 nm	10 μm

*OCT 眼底診断学, p. 13

> **練習 9.9**
> 表 9.7 の各光源のコヒーレンス長をコヒーレンス時間に直してみよ。

（2）── OCT

　OCT は Optical Coherence Tomography の略で、赤外光を用いた断層撮影である。1990 年に丹野が特許を申請している。OCT では、光の干渉を検出するのにマイケルソン干渉計を用いる。図 9.27 のように光源から出た光を 2 つの経路に分け、一方は鏡で反射して参照光とし、他方を観察したい物体に照射してその反射光を取り出し、両者を重ね合わせて検出する。このとき、2 つの光路の長さが一致していれば干渉が起きるが、異なれば干渉は起きない。正確にいえば、光路の長さの差が光源のコヒーレンス長より短ければ干渉が起きるが、長ければ干渉は起きない。鏡を動かすことで、干渉を起こす物体までの距離を変えることができ、その分解能は光源のコヒーレンス長で決まることになる。

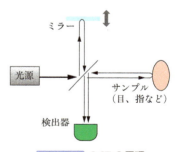

図 9.27 OCT の原理

　眼科での OCT は、中心波長 820 nm で波長幅 20 nm の SLD（スーパールミネッセントダイオード）などが用いられている。適切な分解能を得られるように、光源のコヒーレンス長が選ばれていることがわかる。ここでは、鏡を動かして時間領域の変化で測定するタイプの OCT の原理を説明したが、その後原理の異なるタイプで、鏡は固定して検出器で分光するというスペクトル領域で測定する高速化された OCT も開発された。このタイプでは、得られたスペクトルをフーリエ変換することにより、時間領域のデータに直す。また、光源を広帯域化することで、分解能の向上も図

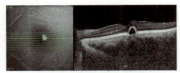

図 9.28 OCT 画像

られている。OCT で撮影された眼の網膜の画像の例を図 9.29 に示す。

（3）── サーモグラフィー

燃えている炭など高温の物体は赤く光る。もっと高温の物体になると白く光るようになる。高温の物体がその温度に応じて電磁波（光）を放射することで熱エネルギーが移動していく現象を熱放射という。白熱電球や太陽光のスペクトルは熱放射によるもので、表面温度によって波長範囲は異なるが、広い波長領域で発光する。表面温度約 6000 K の太陽では波長 500 nm の青緑色光で強度が最大になる。熱放射のエネルギーは物体の表面温度 T の 4 乗に比例し（ステファン–ボルツマンの法則、4.1 節参照）、エネルギー密度が最大になる波長 λ_m と温度 T との間には $\lambda_m T = 2.90 \times 10^{-3}$ m·K（ウィーンの変位則、7.1 節参照）という関係がある。

人間も実は常に熱を周囲に放射している。人間の表面温度（体温）は 310 K 程度なので、その温度を反映した波長の光（この場合は波長 10 μm 程度の遠赤外線）を熱放射しているためである。皮膚の場所によって表面温度が異なると、その場所から熱放射される光の波長や強度もわずかに変化する。その違いによって皮膚の表面温度を求め、画像化するのがサーモグラフィーである。図 9.29 は手のサーモグラフィー画像の例である。サーモグラフィーの画像には色がついているが、表面温度のデータを適当な色で表現している 3 次元のグラフの一種である。

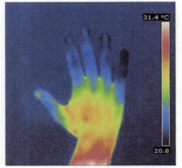

図 9.29 サーモグラフィー

> **練習 9.10**
>
> 表面温度が 40 ℃ のときの物体の熱放射エネルギーは表面温度が 20 ℃ のときの何倍か。

9.7　電子線と電子顕微鏡

> **解決すべき疑問　9.7**
>
> 電子顕微鏡が光学顕微鏡より分解能がよいのはなぜか。

電子は粒子としての性質だけでなく、波としての性質も持っている。電子顕微鏡ではその性質を有効に活用している。電子顕微鏡は生体の画像診断ができるわけではないが、病理診断など、取り出した組織の検査（in vitro 検査）には欠かせないものであるため、この章に入れることにした。

（1）── 電子波の波長

ド・ブロイによれば、電子は波動性を持っていて、その運動量はプランク定数 h と波長 λ を用いて $p = h/\lambda$ で表される。運動量は電子質量 m_e と速度 v の積であるから、電子波の波長は、$\lambda = \dfrac{h}{m_e v}$ と表せる。電気素量を e、電子の加速電圧を V とすれば、電子のエネルギーは eV であり、これが運動エネルギー $\dfrac{1}{2} m_e v^2$ と等しいことになる。したがって、$\lambda = \dfrac{h}{\sqrt{2 m_e eV}} = \dfrac{1.22 \times 10^{-9}}{\sqrt{V}}$ と表せる。加速電圧が $100\,\mathrm{kV}$ のとき、$\lambda = 4 \times 10^{-12}\,\mathrm{m}$ となり、可視光の波長に比べて、5桁も低い値となる。加速電圧を高くすることで、さらに波長は短くなる。顕微鏡の分解能は検出する波の波長で制限されるため、光学顕微鏡に比べて、電子顕微鏡は高い分解能を実現できることになる。

（2）── 電子顕微鏡の原理

顕微鏡を実現するためには波源（光源）と凸レンズが必要である。光学顕微鏡と電子顕微鏡は原理が共通しており、光の代わりに電子を、レンズの代わりに磁場を用いている（**図 9.30**）。電子は比較的扱いやすいため、波源や凸レンズを簡単に実現することができる。

波源としては電子銃を用いる。電子銃では、加熱したり高電界を加えたりして電子ビームを発生させ、高電圧で加速して必要なエネルギーを与える。この電子ビームに磁場を加えると、ローレンツ力により電子はらせん運動をしながら収束するため、凸レンズを構成することができる。電子ビ

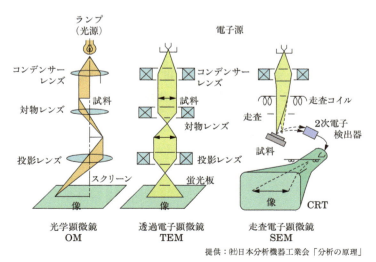

提供：㈳日本分析機器工業会「分析の原理」

図 9.30 電子顕微鏡の構成

ームを減衰せずに通過させるために、電子顕微鏡の内部は真空に保たれなければならない。

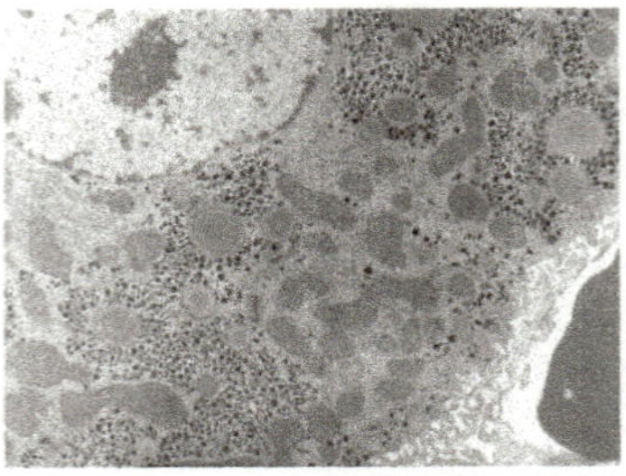

■ 透過電子顕微鏡

透過電子顕微鏡（TEM：Transmission Electron Microscopy）は、試料に電子ビームを当て、透過してきたビームを拡大してスクリーン上に結像させるものである。電子ビームが透過するため、試料を超薄切片とする必要があり、通常その厚さは 60〜80 nm 程度である。組織を取り出して変化しないように固定し、樹脂に埋め込むことで、切片作成や真空中での観察に耐えられるようにしている。図 9.31 は肝細胞の断面を表している。

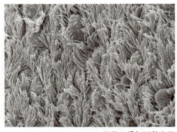

提供：愛知医科大学

図 9.31 TEM の画像

■ 走査電子顕微鏡

走査電子顕微鏡（SEM：Scannning Electron Microscopy）は、電子ビームを細く絞って（電子プローブという）試料を走査し、2 次放出された電子または表面から反射された電子を検出して画像化するもので、試料表面の立体的な像が得られる特徴がある。観察する試料表面をむき出しにする必要があり、2 次電子を発生しやすくするために試料表面に金属を蒸着させるのが一般的である。図 9.32 は気管の表面を表している。

提供：愛知医科大学

図 9.32 SEM の画像

章末問題 9

- 9.1 超音波エコーにおいて、体表から遠い部位の画像が不鮮明になるのはなぜか。
- 9.2 超音波エコーにおいて分解能をよくするにはどうしたらよいか。
- 9.3 X 線管の加速電圧は高すぎても低すぎても X 線画像は不明瞭になるのはなぜか。
- 9.4 PET 検査では大がかりな装置を必要とするのはなぜか。
- 9.5 SPECT よりも PET の方が感度、分解能がよいのはなぜか。
- 9.6 磁気共鳴現象において、強力な磁石が必要なのはなぜか。
- 9.7 MRI ではなぜ傾斜磁場を加える必要があるのか。
- 9.8 OCT で近赤外光が用いられるのはなぜか。また、光の干渉を利用しているのはなぜか。
- 9.9 さまざまな画像診断について、人体に与える影響や装置の規模を比較せよ。

第 10 章
放射線と人体

10.1 放射線の基礎

解決すべき疑問 10.1

この章では放射線について学ぶ。放射線のエネルギーなどの性質、減衰の様子について理解しよう。

放射線の定義は、「空気を電離（イオン化）する能力のある粒子線や電磁波」である。ただし、電離する能力の弱いもの（紫外線など）を非電離放射線とよんで放射線に含める場合もある。

（1）── 放射線のエネルギー

原子核は陽子と中性子（合わせて核子という）からできている。原子核の陽子数は原子番号 Z に等しい。中性子数が N であるとき、原子核の質量はおよそ核子の総数で決まるから、$A = Z + N$ を質量数という。このとき、原子 X を $^A_Z X$ と書く。

■ 原子質量単位

原子の質量を表すのに、原子質量単位を用いる。$^{12}_6 C$ 原子 1 個の質量の $\dfrac{1}{12}$ を 1 u（原子質量単位）という。

$$1\,u = \frac{12 \times 10^{-3}\,kg \cdot mol^{-1}}{6.02 \times 10^{23}\,mol^{-1}} \times \frac{1}{12} = 1.66 \times 10^{-27}\,kg$$

陽子、中性子 1 個の質量はおよそ 1 u である。

■ 原子核の結合エネルギー

陽子同士には電気的な反発力が働くため、結合して原子核を作るのは不思議に思われる。実は、原子核を構成している核子の間には核力（強い相互作用）が働いていて、これが原子核を結合しているのである。原子核は複数の陽子と中性子が結合したものであるが、その質量は個々の陽子と中

性子の質量の総和より軽くなっている。すなわち、原子 ^A_ZX に対して、陽子の質量を m_p、中性子質量を m_n、原子核の質量を M とすると、その間には、$M < Zm_p + (A-Z)m_n$ という関係がある。この差 $\Delta M = Zm_p + (A-Z)m_n - M$ を質量欠損という。例として、$^{12}_6C$ の質量を計算してみよう。$m_p = 1.0073$ u、$m_n = 1.0087$ u であり、電子の質量は、$m_e = 0.0005$ u と小さいが考慮に入れると、$6m_p + 6m_n + 6m_e = 12.099$ u >12 u となる。

　なぜ、このようなことになるかは、アインシュタインの相対性理論（1905年）によって説明された。アインシュタインによれば、質量はエネルギーの一つの形であって、静止質量を m_0、光速を c とすれば、

$$E = m_0 c^2$$

という関係で結びつけられている。安定して結合している原子核は、核子がばらばらに存在している状態に比べて結合エネルギーの分だけエネルギーが低い。結合エネルギーは消失した質量がエネルギーに転化したもの、すなわち $\Delta E = \Delta M c^2$ であり、そのエネルギー ΔE に対応する分だけ質量も小さくなる。これが質量欠損の生じる理由である。

　質量とエネルギーの関係を用いると、1 u の質量は 1.49×10^{-10} J のエネルギーに対応することが分かる。これを eV（1 eV $= 1.6 \times 10^{-19}$ J、(4)参照）に換算すると、932 MeV となる。一般に、エネルギー変化があると、それに伴って質量変化が生じる。

■ 原子核の崩壊（9.4節参照）

　原子が放射線を放出しながら自発的に別の原子に変化することを放射性崩壊といい、崩壊する元素を放射性同位元素（RI：radioisotope）という。一般にいう放射性物質とは、放射性同位元素を含む物質をいう。放射性崩壊には α 崩壊や β 崩壊がある（図10.1）。また、陽電子を放出する β^+ 崩壊や、核が軌道電子を捕獲して陽子が中性子に変換される電子捕獲（EC：electron capture）と称する崩壊がある。

α 崩壊　$^A_ZX \rightarrow {}^{A-4}_{Z-2}Y + {}^4_2He$　α 線（= He の原子核）を放出する。

β 崩壊　$^A_ZX \rightarrow {}^A_{Z+1}Y + {}^0_{-1}e + \bar{\nu}$　β 線（= 電子）と反ニュートリノを放出する。β^- 崩壊ともいう。

β^+ 崩壊　$^A_ZX \rightarrow {}^A_{Z-1}Y + {}^0_{+1}e + \nu$　β^+ 線（= 陽電子）とニュートリノを放出する。

電子捕獲（EC）　$^A_ZX + {}^0_{-1}e \rightarrow {}^A_{Z-1}Y + \nu$　軌道電子を捕獲して陽子が中性子とニュートリノに変化する。

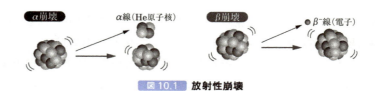

図 10.1　放射性崩壊

10.1 放射線の基礎 159

　放射性崩壊のとき、生成物の質量の総和は元の原子の質量よりも小さくなる。質量の減少分は放出粒子の持つ運動エネルギーやγ線のエネルギーとして放出される。質量エネルギーおよび、放射線の持つ運動エネルギーを含めてエネルギー保存則が成り立っている。α崩壊やβ崩壊はγ線の放出を伴うことが多い。前述のとおり、β崩壊のときには電子の他に反ニュートリノ（β⁺崩壊のときにはニュートリノ）が放出されるが、それらが持つエネルギーを含めてエネルギー保存則が成り立つ。

練習 10.1

　1 u の質量に対応するエネルギーの大きさが 932 MeV であることを確かめよ。

練習 10.2

　炭素 14 が窒素 14 に β 崩壊するとき、放出される β 線の最大エネルギーを求めよ。ただし、炭素 14 の質量を 14.00324 u、窒素 14 の質量を 14.00307 u とする。

（2）── 放射線の種類と性質

　放射線は電磁波と粒子線に分類できる。γ線や X 線などはエネルギーの大きい電磁波である。X 線とγ線は波長 1〜10 pm 程度を境として、波長の長いものが X 線、波長の短いものがγ線である。ただし、慣習的に波長によらず、加速した電子を使って生成されたものは X 線、原子核が自然に崩壊するときに放出されるものはγ線と呼ぶ。粒子線の代表的なものとして、α線、β線がある。α線はヘリウム（⁴He）の原子核であり、β線は放射性元素から放出される高エネルギーの電子である。この他、陽子線、中性子線、重粒子線（He より大きい原子番号の原子核）などがある。

　放射線の主な性質として、電離作用を持つことと物質を透過することが挙げられる。電離作用は、放射線と物質が相互作用して、物質中の電子が原子の束縛から離れ、原子がイオン化する現象であり、生体への影響もこれによって生じる。また、X 線が物質をよく透過する性質は、X 線撮影などに広く利用されている。

　放射線がどのような性質を強く持つかは、そのエネルギー、電荷、質量を比較することで理解できる（**表 10.1**）。エネルギーが大きいほど、物質に大きな影響を引き起こす。電荷が大きいほど、物質との間に大きな静電気力が働くため、物質との相互作用が大きく、透過力は小さくなる。質量が大きいほど、電子と衝突したときに自分は影響を受けにくく、次々と電子をはねとばすことができて、電離作用が大きくなる。

　γ線や X 線などの電磁波は静止質量が 0 であるため、粒子線と比べる

表10.1 放射線の種類と性質

	種類	電荷	質量	エネルギー
電磁波	X線	なし	なし	hf (f 振動数)
	γ線	なし	なし	
粒子線	電子（β線）	$-e$	1/1800 u	eV (V 加速電圧)
	陽子（H原子核）	$+e$	1 u	運動エネルギー
	中性子	なし	1 u	
	α線（He原子核）	$+2e$	4 u	
	重粒子線	大きい	大きい	

（ただし、e は素電荷、u は原子質量単位）

と衝突による物質への影響は少ない。また、電荷を持たないため透過力は大きい。

α線は質量が大きいため、電子と衝突してもまっすぐ進み、速度が遅くなると相互作用の時間が長くなるため単位長さあたりの電離作用は大きくなる。物質への影響が最も大きい放射線であるが、透過力は小さい。

β線は電荷を持つので物質との相互作用は比較的大きい。一方、生体への影響はX線やγ線などと同程度である（10.1 節(3) 参照）。

中性子線は、電荷を持たないため物質との相互作用が小さく、透過力が大きい。原子核と直接衝突したり反応したりすることでようやくエネルギーを失い、減速・静止する。エネルギーの大きさによって、透過して物質に影響を与えないか、吸収して物質に影響を与えるかが変わってくる。また、中性子単体では不安定で、半減期 10.3 分で β 崩壊と同様に電子と反ニュートリノを放出して陽子に変わる。

陽子線（H原子核）は中性子線と同程度の質量を持つが、電荷があるため物質との相互作用が大きく、α線と同様に遮蔽は容易である。

> 練習 10.3

α線、β線、γ線のうち、最も透過力が大きいのはどれか、最も電離作用が大きいのはどれか。

（3）── 放射線の減衰

■ 半減期

放射性元素が自然に崩壊を起こすとき、放射性元素の数 N は時間 t の関数として、次のように表される（図 10.2）。

$$N = N_0 \left(\frac{1}{2}\right)^{\frac{t}{T}} \text{（ただし、} N_0 \text{ は定数）}$$

この関数は時間と共に減少する指数関数であって、N が N_0 の半分に減

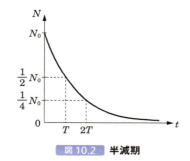

図 10.2　半減期

少する時間 T を半減期という。

単位時間あたりの崩壊数（放射能という）は N に比例するという性質がある。ある時間 Δt の間の N の変化を ΔN で表すと、放射能は次のように表せる。

$$\frac{\Delta N}{\Delta t} = -\frac{N}{\tau}$$

ここで τ は時間の次元を持ち、平均寿命（時定数）という。

平均寿命と半減期の間には、$T = \tau \log_e 2 = 0.693\tau$ という関係がある。

＊Δt を短くしていった極限では、次の微分方程式で表される。

$$\frac{dN}{dt} = -\frac{N}{\tau}$$

この方程式は積分して簡単に解けて、以下のような解が求められる（式の導出過程は 9.3 節(2) と同じである）。

$$N = N_0 e^{-\frac{t}{\tau}} = N_0 \left(\frac{1}{2}\right)^{\frac{t}{T}}$$

半減期は放射性物質が自然に崩壊していく時間を見極める目安である。放射性物質の量が同じでも、半減期が短いと最初たくさん放射線が出るし、半減期が長いと少ししか放射線が出ないが放出は長く続く。

今まで述べたのは物理学的半減期であって、体外にある放射性物質から放射線を受ける場合（外部被ばくという）はこれでよいが、体内に取り込んだ放射性物質から放射線を受ける場合（内部被ばくという）、実効（有効）半減期を考える必要がある。生体内に取り込まれた物質は代謝、排泄されるため、その排出によって放射性元素数が半減する時間を生物学的半減期という。この両方の効果を考えた実効半減期は、

  1/(実効半減期) = 1/(物理学的半減期) + 1/(生物学的半減期)

で求められる。

福島第 1 原発から放出された放射性物質では、ヨウ素 131（I-131）の実効半減期は 8 日、セシウム 134（Cs-134）、セシウム 137（Cs-137）の実効半減期は 70 日程度であると考えられる（**表 10.2**）。

表 10.2 実効半減期

生成物	I-131	Cs-137	Cs-134	Sr-90
物理学的半減期	8 日	30 年	2 年	30 年
生物学的半減期	138 日	70 日		49 年
実効半減期	8 日	70 日		19 年

Hyperphysics（ジョージア州立大学）、http://hyperphysics.phy-astr.gsu.edu/hbase/Nuclear/biohalf.html に基づく

■ 電磁波の減衰

γ 線、X 線などの高エネルギーの電磁波（光子）は物質との間で、光電効果、コンプトン効果、電子対生成などの相互作用によって、電離作用を起こす。**図 10.3** の光電効果とは、比較的低エネルギー（～1 MeV）の光子が原子に吸収され、エネルギーを得た電子が原子の束縛を離れて飛び出す現象である。コンプトン効果は中程度のエネルギー（100 keV～10 MeV）を持つ光子が電子に衝突して散乱され、電子にエネルギーを与える現象である。コンプトンによって、この方法で光子の運動量が確かめ

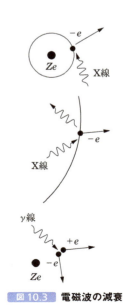

図 10.3 電磁波の減衰

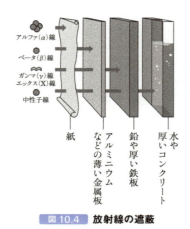

図 10.4 放射線の遮蔽

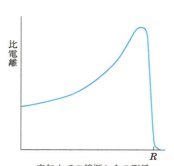

図 10.5 ブラッグ曲線

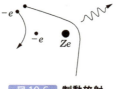

図 10.6 制動放射

られ（1922年）、光の粒子性の証拠とされたことで知られる。このとき、1 個の光子と 1 個の電子の間で運動量保存則とエネルギー保存則が同時に成り立つ必要がある。電子対生成は非常に高いエネルギーの光子（1 MeV 〜）が、原子核の電場の影響で電子と陽電子のペアを作って消滅する現象である。さらに、生成された陽電子は電子と結びつきγ線を 2 個放出して消滅する（電子対消滅）。

X線やγ線が物質中を通過するとき、原子・分子による吸収・散乱が起こるため、電磁波の強度は減衰していく。距離 x だけ進んだときの強度 I は、$I = I_0 e^{-\alpha x}$ と指数関数で表せる。α（単位 cm^{-1}）のことを減衰係数（または吸収係数、減弱係数）という（9.3 節参照）。

X線やγ線は透過力が大きく、空気中ではほとんど減衰しない。X線やγ線を遮蔽するには、鉛などの原子番号の大きい密度の高い物質を用いる（図 10.4）。これは、物質の質量が大きいほどよく吸収されるためである。水の減衰係数は 2 MeV のγ線に対して $0.048\ cm^{-1}$ である。

■ α線や重粒子線の減衰

陽子線やα線、さらに質量の大きい重粒子線は、原子核と衝突し、反応したり（消滅）、散乱されたり（エネルギーを失う）して減衰していく。また、物質中の電子と衝突して次々と電離作用を起こし、電離された電子はさらに他の原子と相互作用を起こしていく。速度が遅くなってくると急速にエネルギーを失う（ブラッグ曲線、図 10.5）のが特徴である。逆に言うと、ある程度深いところで多く吸収されるため、放射線治療の中でも粒子線治療ではこの性質が利用されている。

粒子が静止するまでの飛距離を飛程という。α線の空気中での飛程はエネルギー 4 MeV のもので 2.5 cm 程度である。α線は透過力が低く、紙 1 枚程度で簡単に遮蔽できる。

■ β線（電子線）の減衰

β線は物質中の原子核から静電気力を受けて減速され、進行方向を変えられる。その際、その電子が失った運動エネルギーは電磁波のエネルギーに変換され、X線として放出される（制動放射という、図 10.6）。β崩壊によってβ線が放出されるとき、同時に反ニュートリノも放出され、2 つの粒子へのエネルギー配分の割合はいろいろな値を取り得る。反ニュートリノに分配されたエネルギーが 0 の場合に、放出されるβ線は最大エネルギーを取るが、平均エネルギーは最大値の 1/3 程度である。また、飛程も最大飛程という。β線の空気中での最大飛程は 1 MeV のもので 3 m 程度、水中での最大飛程は 10 MeV のもので 5 cm 程度である。アルミニウムやアクリル板などで遮蔽できる。

■ 線エネルギー付与（LET）

　生体に対する放射線の影響はその線質によって大きく異なる。放射線が物質を通過したときに単位距離あたりに付与したエネルギーを線エネルギー付与（LET：Linear Energy Transfer）という。同じ種類の放射線でも、エネルギーによって LET の大きさは異なる。例えばエネルギー 200 keV の X 線の水中における LET は約 3 keV/μm であるが、エネルギーが 1 MeV 以上では、0.2 keV/μm 程度と低くなる。また、エネルギー 5 MeV の α 線の LET は 120 keV/μm と非常に大きい。LET の小さい β 線、X 線、γ 線を低 LET 放射線、LET の大きい α 線、中性子線を高 LET 放射線と呼ぶ。

> **練習 10.4**

　リン 32 は 14 日の半減期で β 崩壊してイオウ（S）になる。70 日後にリン原子の数は最初の何分の 1 になるか。

（4）── 放射線の単位

　（以下の単位は ICRP（国際放射線防護委員会）の 2007 年勧告に基づくものであるが、1990 年勧告による表現も併記してある。）

■ 放射能…単位：Bq（ベクレル）

　単位時間あたりの原子核崩壊数。原子核が毎秒 1 個崩壊して放射線を出すとき 1 Bq という。食品の安全基準などでは、単位重量あたりの放射能 Bq/kg なども使われている。

■ エネルギー…単位：eV（電子ボルトまたはエレクトロンボルトと読む）

　放射線のエネルギーは加速電子のエネルギーに換算する。電子が 1 V の電圧で加速されて得る運動エネルギーを 1 eV という。電子の電荷は 1.60×10^{-19} C であるから、1 eV $= 1.60 \times 10^{-19}$ J である。

■ 吸収線量…単位：Gy（グレイ）

　物質が吸収した放射線のエネルギーを表す量。物質 1 kg あたり 1 J のエネルギーを吸収したとき、その吸収線量を 1 Gy（＝1 J/kg）という。

■ 等価線量…単位：Sv（シーベルト）

　放射線防護に関して ICRP により定められた単位で、生体が放射線を吸収したとき、放射線の種類による影響の違いを係数としてかけることで、放射線の影響を見積もるためのものである（**表 10.3**）。

表 10.3	放射線加重係数	
放射線の種類とエネルギー	放射線荷重係数（1990 年勧告）	放射線加重係数（2007 年勧告）
光子	1	1
電子およびミュー粒子	1	1
中性子	エネルギー10 keV 未満　5 〃　　10 keV〜100 keV　10 〃　　100 keV〜2 MeV　20 〃　　2 MeV〜20 MeV　10 〃　　20 MeV 超　5	エネルギー（*E_n）1 MeV 未満 $2.5 + 18.2e^{-[\ln(E_n)]^2/6}$ 〃　　1 MeV〜50 MeV $5.0 + 17.0e^{-[\ln(2E_n)]^2/6}$ 〃　　50 MeV 超 $2.5 + 3.25e^{-[\ln(0.04E_n)]^2/6}$
陽子	反跳陽子以外、エネルギーが 2 MeV 超　5	2
α 粒子・重粒子	20	20

*式中の E_n の単位は MeV

$$（等価線量）=（吸収線量）\times（放射線加重係数）$$

吸収線量の単位として Gy をとったとき、等価線量の単位は Sv となる。

*1990 年の勧告では放射線加重係数ではなく、放射線荷重係数と表されていた。

2007 年の勧告で放射線加重係数*は、X 線、γ 線、β 線に対して 1、陽子線は 2、中性子線はエネルギーの連続関数で表され、α 線は 20 とされた。前述の放射線の種類による LET の違いなどがこの係数に反映されている。同じエネルギーで比較したとき、α 線が最も物質に対する影響が大きく、中性子線もエネルギーによって異なる（2.5〜20.7）がかなり影響が大きい。陽子線はそれよりは影響が小さく、β 線や電磁放射線は影響が小さい。1990 年の勧告では、陽子線に対する荷重係数は 5、中性子線に対する荷重係数はエネルギーにより 5〜20 であった。

γ 線を 0.1 Gy 被ばくしたときの等価線量は、$0.1 \times 1 = 0.1$［Sv］である。被ばくの線量限度を考えるときには単位時間あたり等価線量（線量率という）である Sv/h や Sv/年を用いる。

■ 実効線量

組織・臓器の組織加重係数とその組織が受けた等価線量をかけたものの総和を実効線量という。

$$（実効線量）=\Sigma（組織加重係数）\times（等価線量）$$

という式で、全ての組織・臓器について積算することで実効線量が求まる。

それぞれの勧告に示された組織加重係数**は**表 10.4** の通りである。

**1990 年勧告では組織荷重係数という名称であったが、2007 年勧告では、組織加重係数という名称に変更された。

全身に均一な線量を被ばくした場合、組織加重係数の総和が 1.00 となることから、等価線量と実効線量は等しくなるが、部分的に被ばくした場合や、部位によって被ばく量が異なる場合は、組織加重係数を用いて実効線量を求める必要がある。

実効線量は、放射線被ばくによる影響を評価するために導入された量であり、放射線防護の観点からは最もよく使われる線量である。

表 10.4 組織加重係数

組織荷重係数（1990 年勧告）		組織加重係数（2007 年勧告）	
組織・臓器	組織荷重係数	組織・臓器	組織加重係数
生殖腺	0.20	肺、胃、結腸、骨髄、乳房	各 0.12
骨髄（赤色）、結腸、肺、胃	各 0.12	生殖腺	0.08
膀胱、乳房、肝臓、食道、甲状腺	各 0.05	甲状腺、食道、膀胱、肝臓	各 0.04
皮膚、骨表面	各 0.01	骨表面、皮膚、脳、唾液腺	各 0.01
残りの組織・臓器	0.05	残りの組織・臓器	0.12
全身	1.00	全身	1.00

練習 10.5

体重 60 kg の人が 4 Gy の放射線を吸収したとき、体温の上昇は何度になるか。ただし、ヒトの比熱を 3.56 J/(g・K) とする。

（5）放射線の測定

放射線の測定に使われるのは、気体の電離作用を利用する GM（ガイガーミューラー）計数管（図 10.7）、蛍光作用を利用して γ 線を可視光線に変換するシンチレーション検出器（図 10.8）、放射線の電離作用によって生じた電流を測定する半導体検出器などがある。GM 管は全ての放射線を検出でき、放射能の測定には適しているが、エネルギーの情報が得られないため、吸収線量や等価線量を求めることができない。シンチレーション検出器は γ 線しか検出できないが、エネルギーの情報が得られるので、線量への換算やスペクトル検出による放射性核種の同定が可能である。検出器の開口が大きいほど検出効率が高い。

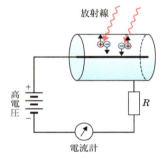

図 10.7 GM 計数管

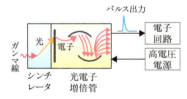

図 10.8 シンチレーション検出器

■ 環境放射線量

空間における放射線量を測定する装置はサーベイメータと呼ばれる。GM 計数管やシンチレーション検出器によって β 線や γ 線を検出する。単位時間あたりのカウント数が表示されるが、特定のエネルギーを用いてカウント数を線量率に換算することができる。

■ 食品の放射能

一定量の食品からの γ 線をサーベイメータで測定し、単位質量あたり放射能に換算する。

■ 外部被ばく線量

個人の外部被ばく線量の累計値を測定するにはフィルムバッジ（写真作用を利用）、蛍光ガラス線量計（蛍光作用を利用）、警報付きポケット線量

計（半導体式、APD ともいう）などを使う。

■ 内部被ばく線量

ホールボディーカウンタと呼ばれる大型のシンチレーション検出器で直接測定する方法と、鼻腔、咽頭、傷口からの分泌物や尿、便、嘔吐物などの排泄物から間接的に推定する方法がある。

10.2　人体への影響

解決すべき疑問　10.2

放射線が人体に与える影響と被ばくを防ぐ方法を理解しよう。

この節では、線量の単位として等価線量（実効線量）Sv に統一している。人体への影響は複数の放射線核種からの影響を考える場合が多く、線質の違いを考慮した等価線量の方が適切だからである。

（1）── 身の回りでの被ばく

放射線は人間が宇宙や周りの環境から受けている自然放射線と、人工的に作り出された人工放射線に分類できる。自然放射線は、日本において平均年間 2.1 mSv 程度を常に被ばくしている。人工放射線としては平均年間 3.9 mSv 程度を被ばくしているが、これは医療被ばくによるものである（図 10.9）。日本人の医療被ばくは、世界の医療被ばくの年平均 0.6 mSv に比べて 6 倍以上と大きい。

■ 自然放射線

自然放射線には、宇宙線、大地からの放射、空気中のラドン、食物を通して体内に取り込まれる微量の放射性物質などがある。

宇宙線には、太陽から発生している太陽宇宙線と、太陽系外から飛来する銀河宇宙線がある。宇宙線のうち比較的低いエネルギーのものは、大気によって吸収されるが、大きなエネルギーをもった宇宙線は、大気の原子・分子と相互作用して 2 次的な放射線を発生しながら地表に到達する。太陽から発生した荷電粒子は地球の磁場で極地方に集められ、大気と衝突してオーロラを発生することが知られている。宇宙線は高度の高いところで強く、航空機、特に国際線に搭乗する場合は地上にいるときよりも多くの放射線（主に中性子線）を被ばくしている。

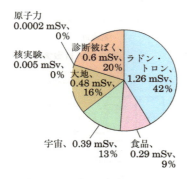

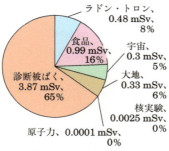

環境省、「放射線による健康影響等に関する統一的な基礎資料（平成28年度版）」、p. 64に基づく

図 10.9　年間平均被ばく線量

大地からの放射線は、地中の岩石の種類によって大きく異なり、イランのラムサールでは年平均 6 mSv* の被ばくがある。日本では年平均 0.3 mSv 程度であるが、花崗岩の多い地盤の地域では被ばく量が多い。また、空気中にはウランやトリウムの崩壊で生成される希ガスのラドンが存在しており、これを吸入することで内部被ばく（主に α 線）を受ける。

食物に放射性元素が含まれていた場合、それを摂取して体内に蓄積することにより、内部被ばくを受ける。食物に含まれる元素には、放射能を持つ放射性同位元素をもともと一定の割合で含んでいるものがある。カリウム 40、炭素 14 などがその代表的なものであり、日本人であれば年間 1 mSv 程度被ばくしていると考えられる。

*Hendry et al. (2009), J. Radiol. Prot. 29, A29

■ 人工放射線

人工放射線は、人間が人工的に作り出した放射線で、医療被ばく（診断、治療など）がほとんどであり、この他、核実験や原子力発電により発生する。

画像診断における医療被ばくには、X 線単純撮影、X 線透視、X 線 CT などがある。また、核医学診断では、体内に取り込んだ放射性物質から発生する γ 線を検出する。被ばくする実効線量は、胸部の X 線単純撮影で 0.06 mSv、X 線上部消化管透視で 3 mSv、X 線 CT で 5〜30 mSv、PET 検査で 2〜20 mSv 程度と推定される。新しい画像処理技術が発展することで、被ばく線量を低減することが期待されている。

がん治療における被ばく線量は、今まで説明した自然放射線や診断における被ばく線量に比べて桁違いに大きい（数 Sv〜数十 Sv）。決められた量の局所的な放射線の照射により放射線感受性が高いがん細胞にダメージを与え、放射線感受性の低い正常な細胞は生き残るような照射を繰り返すことにより、効果的にがん細胞だけを死滅させることができる。

核実験や原発事故によって、ときに放射性物質による広範囲の汚染をもたらされることがある。最近では、日本の福島第一原子力発電所の事故により、6×10^{17} Bq 程度の放射性物質が外部に漏れ出したと言われる。

■ 紫外線と日焼け

電離能力の弱い紫外線（UV：ultra violet）も人体、特に皮膚には有害である。紫外線はその波長によって UVA、UVB、UVC、真空紫外光と分類される（表 10.5）。太陽光に当たったときの日焼けにはサンバーン（sunburn）とサンタン（suntan）がある。皮膚が赤くなり炎症を起こして痛みを伴うのがサンバーンである。その後しばらくして色素が沈着し、皮膚が浅黒く変色するのがサンタンである。UVA は皮膚の深部にまで到達し、メラニン色素の黒化を促す。UVB は皮膚に当たると表皮の奥まで到達し、DNA の損傷により炎症を起こす（図 10.10）。DNA の修復がうまく行かなければ、細胞死やがん化が起こる。また、メラニン色素を作る

表 10.5　紫外線の分類

分類	波長	特徴
UVA	315〜380 nm	真皮にまで到達する
UVB	280〜315 nm	表皮で吸収され日焼けの主な原因となる
UVC	200〜280 nm	大気でほぼ吸収される
VUV（真空紫外光）	10〜200 nm	真空中でのみ透過する

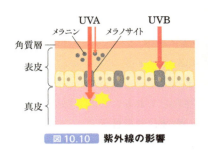

図 10.10　紫外線の影響

メラノサイトが刺激され、メラニンが大量に作られる。
　250 nm 付近の波長を持つ UVC は DNA に吸収されて二重らせんを切断してしまうので生体に極めて有害である。254 nm で発光する水銀ランプは殺菌灯として用いられる。太陽からは UVC も放射されているが、大気中のオゾン層によってほとんど吸収されるため、地表には届かない。

練習 10.6

日本人の年間平均被ばく線量を1時間あたりの線量率に換算してみよ。

（2）── 細胞レベルでの影響

■ 細胞への影響

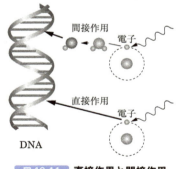

図 10.11　直接作用と関接作用

　放射線が細胞に照射されると、放射線またはその電離作用で放出された二次電子が、直接 DNA に傷を与えることがある。これを放射線の直接作用という。正常な細胞は DNA の傷を修復する能力が高いが、傷が修復できなかった細胞は機能不全を起こしたり、遺伝子に変異を残したまま将来がん化したり、傷が大きいと死に至ったりする。また、直接作用の他に、放射線が細胞内の水分子に作用して反応性が高い OH ラジカルを発生させ、このラジカルの酸化作用によって DNA が傷を受けることがある。これを放射線の間接作用という（図 10.11）。X 線や γ 線による有害な影響の大部分はこの間接作用によるものと言われる。

■ 細胞の死

　細胞が放射線を被ばくして死を迎える原因には2つある。線量が多い場合、細胞の核だけでなく、細胞膜や細胞質の機能も失われ、細胞の形が崩れてそのまま死に至る。細胞分裂の間の間期にあっても起こるため、間期死と呼ばれる。
　分裂を繰り返している細胞、すなわち造血細胞や腸の粘膜の幹細胞などでは、放射線の被ばくにより増殖を続ける能力を失うことが死を意味する。比較的小線量でも起こり、これを増殖死（分裂死）という。

（３）—— 組織・個体レベルでの影響

■ 死に至る場合

　ヒトは一定量以上の放射線を一度に全身に被ばくすると死亡するが、放射線量によりその死因は異なる（**表** 10.6）。15 Sv 以上を被ばくすると、神経細胞が直接障害を受けることで中枢神経系の障害を起こし、数日のうちに死亡する。これを中枢神経死という。被ばく線量が 5～15 Sv では、腸の上皮細胞が産生できなくなることによる腸管障害により 1～3 週間程度で死亡する。これが腸管死である。被ばく線量が 1.5～5 Sv では造血幹細胞が傷害されて血球が生産されなくなり死に至る。これを骨髄死という。

　60 日以内に半数の人が死亡する線量を半数致死線量といって $LD_{50/60}$ と表す。ヒトが全身に被ばくした場合の平均的な $LD_{50/60}$ は 4 Sv である。

表 10.6	致死線量
全身被爆線量 [Sv]	症状
15 Sv 以上	中枢神経死
5～15 Sv	腸管死
1.5～5 Sv	骨髄死

■ 影響を受けやすい組織

　放射線の感受性が高い細胞は、分裂頻度の高い細胞、将来長期にわたって分裂する細胞、形態的あるいは機能的に未分化である細胞と言われる（ベルゴニー–トリボンドーの法則）。リンパ組織、造血組織、精巣、卵胞、腸上皮などが放射線の感受性が高く、神経細胞や筋肉組織は感受性が低い。

（４）—— 確定的影響と確率的影響

■ 確定的影響

　放射線の被ばくにより細胞が障害を受け、組織や臓器に異常が現れる。それぞれの組織により、どのくらいの量の放射線を被ばくすれば症状が現れるかは異なるが、あるしきい値（閾値ともいう）以上の線量を被ばくしなければ障害はすぐに完全に回復して蓄積することはない。しかし、しきい値以上の線量の被ばくは、線量が増加すればそれだけ重篤な症状を引き起こす。このように被ばく線量に応じて確実に症状を引き起こし重症度が増す影響を、確定的影響という。例えば、1 Sv 以上の被ばくで白血球の減少、500 mSv 以上の被ばくでリンパ球が減少するほか、線量によって水晶体の白濁、不妊、皮膚の損傷なども起こる。また、胎児の奇形は 100 mSv 以上で起こる。

■ 確率的影響

　一方、放射線を被ばくしてもある場合には症状が現れ、ある場合には症状が現れない、というように、ある確率で影響が現れる場合がある。これを確率的影響といい、遺伝的影響と発がんの 2 種類がある。確定的影響とは異なり、しきい値なし直線（LNT：Linear Non-Threshold）仮説

も有力と考えられており、その説に従えばどんな微量の被ばくでも、細胞のDNAを傷つけ、影響を及ぼす確率はゼロではないとされる。原爆被爆者の研究から、100 mSvの被ばくをすると致死的ながんの発生頻度が通常より0.5%程度増加すると推定されている。LNTモデルによれば、これ以下の被ばくであっても被ばく線量に比例した確率で影響が現れるため、多数の人が同時に被ばくした場合は微量の線量であっても影響が現れる人はゼロでないことになる。

また、微量の放射線を被ばくすると逆にがんの発生率が低くなるとする放射線ホルミシス仮説もあり、わが国にはラジウム温泉なる施設が多数存在している。

練習 10.7

LNT仮説が正しいと仮定すると、20 mSvの線量を被ばくしたとき、致死的ながんの発生確率は何%増えると考えられるか。

（5）── 放射線防護

被ばくには身体の外部から放射線を浴びる外部被ばくと、体内に放射性物質を取り込むことによって起こる内部被ばくとがある。

■ 外部被ばくの防護

外部被ばくの線量は、その場所での空間線量を測定することで容易に推定することができ、新たに放射性物質が生成されなければ物理的半減期に従って減少していく。外部被ばくを防ぐには、次の3原則を守ることである。

①　時間…被ばくしている時間をなるべく短くする。
②　距離…放射線源からなるべく遠ざかる。線量は線源からの距離の2乗に反比例する。
③　遮蔽…線源との間に適切な遮蔽物を置く。

■ 内部被ばくの防護

内部被ばくの場合、体内に取り込まれた放射性物質が放射線を出し続けることにより継続的な被ばくが起こる。内部被ばくを防ぐには、放射性物質を体内に取り込まないことが肝心で、手や衣服に付いた放射性物質を洗い流し、マスクをして吸入を防ぐなどの措置と共に、放射性物質が含まれる空気の吸入、食品の摂取を避けることが必要である。放射性核種の種類によっては体内の特定の部位に蓄積しやすい性質を持っている。例えばヨウ素は甲状腺に蓄積しやすく、ストロンチウムは骨に蓄積しやすい。前に述べたように、通常の食生活をしていても体重60 kgの日本人であれば

誰でも、体内にあるカリウム 40 から 4000 Bq、炭素 14 から 2500 Bq 程度を被ばくしている。従って、あまり微量の内部被ばくを問題にする必要はないと考えられる。また、実効半減期を考慮すると、生体内に取り込まれた放射性ヨウ素やセシウムは新たな摂取がなければ時間が経つにつれて徐々に減少していく。

■ 預託実効線量

内部被ばくの大きさを見積もるのに、預託実効線量が用いられる（**表 10.7**）。食物に含まれる放射性物質を摂取した場合、摂取後 50 年間（小児の場合は 70 歳まで）に被ばくする線量を計算するものである。食品に含まれる放射性核種、例えば I-131 の単位質量あたり放射能が 2,000 Bq/kg であるとして、食品の摂取量が 10 kg であるとすれば、これに預託実効線量係数（I-131 の場合は 2.2×10^{-5} mSv/Bq）をかけた 0.44 mSv が預託実効線量となる。表に示されているのは、さまざまな放射性核種を経口摂取した場合の預託実効線量係数である。

表 10.7 預託実効線量係数

核種	預託実効線量係数 [mSv/Bq]
I-131	2.2×10^{-5}
Cs-134	1.9×10^{-5}
Cs-137	1.3×10^{-5}
Sr-90	2.8×10^{-5}

環境省、放射線による健康影響等に関する統一的な基礎資料・平成 27 年度版に基づく

■ 線量限度

年間の外部被ばくと内部被ばくを合計した被ばく線量がその値を超えないように定められているのが線量限度である。ICRP（国際放射線防護委員会）1990 年勧告に示された線量限度は**表 10.8** に示す通りである。日本の原子力政策はこの勧告に準拠している。一般公衆の実効線量限度は 1 mSv/年であり、これは自然放射線量より少ない量である。また、放射線業務従事者の実効線量限度は 20 mSv/年となっている。

表 10.8 線量限度

放射線業務従事者	（1）実効線量限度　5 年平均で 20 mSv/年 　　ただしいずれの 1 年においても年間 50 mSv を限度とする。 （2）等価線量限度 　　水晶体 150 mSv/年 　　皮膚 500 mSv/年（任意の 1 cm² について） 　　手先および足先　500 mSv/年
	妊娠女性（申告した場合の線量限度、妊娠期間） 　　腹部表面で 2 mSv 　　放射性物質の摂取は 1 mSv
一般公衆	（1）実効線量限度　1 mSv/年 （特別の状況下では 5 年間の年平均が 1 mSv/年） （2）等価線量限度 　　水晶体 15 mSv/年 　　皮膚 50 mSv/年（任意の 1 cm² について）

■ 医療被ばく

医療における患者への被ばくは、患者に対する便益をもたらすものであるために、線量限度は定められていない。ただし、不必要な被ばくをもたらすものや、妊娠していると推定される女性の腹部に被ばくをもたらす診断や治療は避けるべきである。

> **練習 10.8**
>
> Cs-137 が 100 Bq/kg 含まれるような食品を 1 kg 経口摂取したとき
> の預託実効線量を求めよ。

10.3　放射線治療

解決すべき疑問　10.3

さまざまな放射線治療の原理・特徴を知る。

この節では線量の単位を吸収線量 Gy に統一している。放射線治療の場合、単一の放射線を照射するため、線質の違いによらない吸収線量の方が曖昧さを避けられるためである。

（1）── がんと放射線治療

がん治療の選択肢として、手術や化学（薬物）療法と並んで放射線療法がある。がん細胞のように増殖が盛んな細胞は放射線の影響を受けやすい。放射線治療とは、これを利用してがん細胞に放射線を照射してがん細胞を死滅させる治療法のことである。放射線治療には体外から高エネルギーの X 線や γ 線、粒子線などを照射する外部照射と、体内に放射性物質の密封線源を留置したり挿入したりする、腔内照射や組織内照射がある。また、密封されていない β 線や α 線を出す放射線物質を経口投与したり静脈内投与したりして照射する内用療法がある。

放射線治療で用いられる線量は 70 Gy に及ぶことがあるが、数十回に分割して局所のみに照射するため、正常組織には問題となる有害事象が生じないと考えられる。

（2）── 外部照射

外部照射とは、身体の外部から放射線を照射してがんを治療する治療法の総称である。X 線、電子線、γ 線、陽子線、重粒子線などを発生させて患部に照射する。

■ リニアック

リニアック（線形加速器 Linear Accelerator）と呼ばれる比較的小型の加速器（図 10.12）で、電子を 4〜20 MeV まで加速し、X線管と同様に電子線をターゲット金属に衝突させてX線を発生する。加速した電子線をそのまま照射する場合もある。自由にビームの形を変えられるマルチリーフコリメータ（絞り装置）などを使ってビーム形成を行い、多方向から患部に集中させて照射する。

電子やイオンなどの荷電粒子は電場中にあると電気力を受けて加速される。電子の速度が v のとき、相対性理論によれば、電子の質量 m は静止質量 m_0 に比べて、

$$m = \frac{m_0}{\sqrt{1 - \left(\frac{v}{c}\right)^2}}$$

に変化する。このため、電子の速度が光速に近づくにつれ、質量が大きくなってなかなか加速できなくなるという現象が起こる。

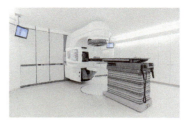

提供：Thomas Hecker／Shutterstock

図 10.12　リニアック

■ 高精度放射線治療

高精度放射線治療は、多方向から高い精度で線量を集中させる外部照射法の総称である。例えば、定位放射線治療（SRT：Stereotactic radiotherapy）は、小さな領域に多方向から正確な位置精度（2 mm 以内）で外部照射を行う照射技術であり、高い線量を与えるとともに近接する正常な組織への影響を極力抑えることができる。また、強度変調放射線治療（IMRT：Intensity Modulation Radiation Therapy）はビームを多分割してそれぞれの分割領域ごとに強度を最適化して理想的な線量分布を作る手法で、外部照射の標準的手法になってきている。画像誘導放射線治療（IGRT：Image Guided Radiotherapy）は画像取得装置とリニアックを組合わせて照射部位の正確な位置合わせを行い照射する治療法で、IMRT などと組合わせて行われる。

■ 定位照射専用装置

定位照射は通常のリニアックで可能であるが、専用の装置もある。ガンマナイフ（図 10.13）は約 200 個の ^{60}Co 線源を半球状に配置して、発生したγ線を患者の頭部の病巣部に照射する、頭部定位照射専用の装置の商品名である。また、サイバーナイフは体幹部にも対応する定位照射専用の装置の商品名である。コンピュータ制御のロボットアームの先に超小型リニアックが取り付けられ、位置や方向を変えてX線を照射できる。呼吸によって移動する病巣に追尾して照射できる特長がある。

■ 粒子線治療

粒子線には、速中性子線などの非荷電粒子線と、陽子線や重粒子線など

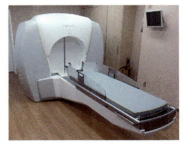

提供：東京女子医科大学　脳神経外科

図 10.13　ガンマナイフ

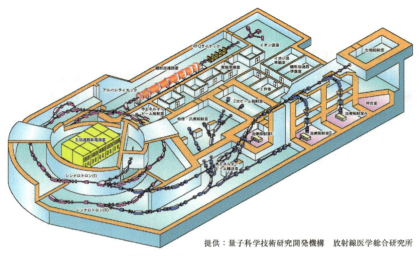

図 10.14　重粒子線がん治療施設

の荷電粒子線がある。荷電粒子線は水素イオンや炭素イオンを光速の 70～80 ％まで加速して得られる。これらを用いたものが荷電粒子線治療であり、放射線治療の一つである。治療装置例は図 10.14 に示す通り、リニアックよりもずっと大きい。荷電粒子を加速するにはサイクロトロンやシンクロトロンなどの加速器が用いられており、シンクロトロンでは最大 400 MeV 程度の高エネルギーを持つ粒子線を発生させる。重粒子としては炭素イオンが治療に用いられている。荷電粒子線が体に照射された場合、ある深さで止まる瞬間に持っていたエネルギーを作用させるという特徴があり、この深さは粒子線の加速エネルギーで調節できる。したがって、従来の X 線治療に比べて病巣に線量を集中させることができる。

　荷電粒子が磁場の中を運動すると、ローレンツ力を受けるため円運動する。磁束密度を B、荷電粒子の電気量を q、質量を m、速度を v とすると、ローレンツ力の大きさは $F=qvB$、この場合の円軌道の半径 r は、$r=\dfrac{mv}{qB}$ で与えられる。これを利用し、磁場の中でイオンを円運動させながら加速する装置がサイクロトロンやシンクロトロンである。サイクロトロンでは一定の直流磁場を用いるため、加速に伴って粒子の軌道半径が大きくなるのに対して、シンクロトロンでは磁場を変化させることで、加速しても一定の軌道半径を保つ。いずれの場合も、荷電粒子の加速はちょうど粒子が電極間隙や加速空洞という領域に来たときだけ行う仕組みになっている。国内の治療施設は陽子線治療施設として 12ヵ所、重粒子線治療施設として 5ヵ所ある*。

*(財)医用原子力技術研究振興財団 Web サイト、http://www.antm.or.jp/05_treatment/04.html

練習 10.9

エネルギー 4 MeV の電子の速度は光速の何％にあたるか。ただし、電子の静止エネルギーを 511 keV、光速を 3.0×10⁸ m/s とする。

（３）―― 小線源治療

小線源治療とは、小型のカプセルに入れた放射線同位元素を体内に挿入して、そこからの放射線を患部に照射させる治療である。線源には密封線源と非密封線源があり、通常は密封されたγ線源を用いるが、α線源やβ線源を非密封で用いることもある。

密封線源を用いる小線源治療では、線量率によって、低線量率（2 Gy/h以下）、中線量率（2〜12 Gy/h）、高線量率（12 Gy/h以上）に分類できる。小線源治療に用いられる核種を**表10.9**に示した。低線量率線源としては、^{192}Ir、^{198}Au、^{125}I などが用いられ、高線量率線源としては、^{192}Irや^{60}Co が用いられる。これらの核種からβ崩壊により発生するβ線はカプセルによって吸収され、治療にはそれを透過するγ線のみが用いられる。また、遮蔽・保管を容易にするため、エネルギーの低い核種が用いられる。一時挿入用の線源としては強度が変化しない半減期の長いものが良いが、永久挿入用の線源としては半減期の短いものが選ばれる。

線源の形状としては、針状、管状、シード型と呼ばれる粒状のカプセルに充填するものがある。これらの線源は患部に直接挿入されるが、高線量率用の線源は、術者の被ばくを防ぐために後から遠隔操作でワイヤの先端に取り付けた^{192}Ir線源を充填するRALS（Remote After Loading System：遠隔式後充填法）が標準である。

表10.9 小線源治療に用いられる核種

核種	半減期	崩壊形式	γ線エネルギー
^{60}Co	5.2年	β	1.25 MeV
^{192}Ir	74日	β	0.397 MeV
^{125}I	59日	EC	0.028 MeV
^{198}Au	2.7日	β	0.41 MeV

章末問題 10

10.1 ウラン234（U：原子番号92）はα崩壊を繰り返して、トリウム（Th）、ラジウム（Ra）、ラドン（Rn）、ポロニウム（Po）、鉛（Pb）と変化する。この変化を核反応式で表せ。

10.2 コバルト60（Co：原子番号27）の原子核は、β崩壊してニッケル（Ni）の原子核になり、半減期は5.2年である。100 GBqのコバルト60の質量を求めよ。ただし、コバルト60の原子量は59.9である。

10.3 古代のいろりで発見された炭からは炭素1 gあたり毎秒1.3回のβ崩壊を起こしていた。この炭の年代を求めよ。ただし、植物は生きている間、炭素14が1 gあたり毎秒15.3回のβ崩壊を起こすが、死んだあとは半減期5730年で減少する。

10.4 X線の水における減衰係数が0.048 cm^{-1}であるとき、入射X線の強度が1/2になる距離半価層を求めよ。

10.5 中性子の放射線加重係数（2007年勧告）の最大値とそのときのエネルギーを求めよ。

付　表

A. 単位

国際単位系

種類	物理量	単位	定義・別表現
基本単位	長さ	m メートル	一定時間に光が進む距離から定義
	質量	kg キログラム	国際キログラム原器で定義
	時間	s 秒(セカンド)	Cs原子の放射周期から定義
	電流	A アンペア	1m間隔で置かれた平行導体に働く力から定義
	温度	K ケルビン	水の三重点の熱力学温度から定義
	物質量	mol モル	12gの炭素12に含まれる原子数から定義
	光度	cd カンデラ	周波数、放射光度の与えられた光源からの光度
補助単位	平面角	rad ラジアン	半径に等しい長さの円弧の中心角
	立体角	sr ステラジアン	半径を一辺とする正方形を球面上で切り取る立体角
組立単位 I	周波数(振動数)	Hz ヘルツ	単位時間あたりの振動回数 $1/s$
	力	N ニュートン	(質量)×(加速度) $kg \cdot m/s^2$
	圧力	Pa パスカル	単位面積あたりの力 N/m^2
	エネルギー	J ジュール	(力)×(距離) $N \cdot m$
	仕事率	W ワット	単位時間あたりのエネルギー J/s
	電気量	C クーロン	(電流)×(時間) $A \cdot s$
	電圧・電位	V ボルト	(エネルギー)÷(電気量) J/C
	電気容量	F ファラッド	(電気量)÷(電圧) C/V
	電気抵抗	Ω オーム	(電圧)÷(電流) V/A
	磁束	Wb ウェーバー	$V \cdot s$
	磁束密度	T テスラ	Wb/m^2
	インダクタンス	H ヘンリー	Wb/A
	光束	lm ルーメン	$cd \cdot sr$
	照度	lx ルクス	lm/m^2
	放射能	Bq ベクレル	放射性元素の単位時間あたり崩壊数 s^{-1}
	吸収線量	Gy グレイ	単位質量あたりの吸収エネルギー J/kg
	等価線量	Sv シーベルト	(吸収線量)×(放射線加重係数)
組立単位 II	面積	m^2 平方メートル	
	体積	m^3 立方メートル	
	密度	kg/m^3	(質量)÷(体積)
	速度	m/s メートル毎秒	単位時間あたりの位置変化、(長さ)÷(時間)
	加速度	m/s^2	単位時間あたりの速度変化、(速度)÷(時間)
	角速度	rad/s	単位時間あたりの角度変化、(角度)÷(時間)
	力のモーメント	$N \cdot m$	(力)×(長さ)
	エントロピー	J/K	(エネルギー)÷(温度)
	モル比熱	$J/(K \cdot mol)$	(エネルギー)÷(温度)÷(モル数)
	モル濃度	mol/m^3	(モル数)÷(体積)

組立単位Iは固有の名称を持つもの、組立単位IIはそれ以外でよく使われるもの。

単位の接頭語

P ペタ	10^{15}		c センチ	10^{-2}
T テラ	10^{12}		m ミリ	10^{-3}
G ギガ	10^{9}		μ マイクロ	10^{-6}
M メガ	10^{6}		n ナノ	10^{-9}
k キロ	10^{3}		p ピコ	10^{-12}
h ヘクト	10^{2}		f フェムト	10^{-15}

本書で用いるその他の単位

物理量	単位	SI単位への変換
体積	L（リットル）	$1\,L = 1.0 \times 10^{-3}\,m^3$
質量	u（原子質量単位）	$1\,u = 1.66 \times 10^{-27}\,kg$
速度	km/h	$1\,km/h = 0.278\,m/s$
加速度	G	$1\,G = 9.8\,m/s^2$
時間	分 min	$1\,min = 60\,s$
	時間 h	$1\,h = 3600\,s$
	日 day	$1\,day = 86400\,s$
力	kgw（キログラム重）	$1\,kgw = 9.8\,N$
圧力	mmHg	$1\,mmHg = 133.3\,Pa$
	cmH2O	$1\,cmH_2O = 97.97\,Pa$
温度	℃	$0℃ = 273.15\,K$
エネルギー	cal（カロリー）	$1\,cal = 4.19\,J$
	eV（電子ボルト）	$1\,eV = 1.60 \times 10^{-19}\,J$

B. 物理定数表

名称	数値	単位	名称	数値	単位
標準重力加速度 g_0	9.80665	m/s^2	真空中の光速度 c	2.99792458×10^{8}	m/s
万有引力定数 G	6.674×10^{-11}	$N \cdot m^2/kg^2$	電気素量 e	$1.6021766 \times 10^{-19}$	C
0℃の絶対温度	273.15	K	真空の誘電率 ε_0	$8.8541878 \times 10^{-12}$	F/m
標準大気圧	1.01325×10^{5}	Pa	真空の透磁率 μ_0	$4\pi \times 10^{-7}$	N/A^2
気体定数 R	8.31446	J/(mol·K)	ファラデー定数	9.6485333×10^{4}	C/mol
ボルツマン定数 k	1.380649×10^{-23}	J/K	電子の静止質量 m_e	$9.1093836 \times 10^{-31}$	kg
アボガドロ定数 N_A	6.0221409×10^{23}	mol^{-1}	陽子の静止質量 m_p	$1.6726219 \times 10^{-27}$	kg
プランク定数 h	$6.6260700 \times 10^{-34}$	J·s	ボーア半径	$5.2917721 \times 10^{-11}$	m

参考文献

■ **第 1 章**

1. 高等学校・物理Ⅰ、国友他 9 名著、数研出版（2012）
2. 高等学校・改訂生物Ⅰ、田中他 22 名著、第一学習社（2007）
3. 翻訳・人体物理学、ハーマン著、エヌ・ティー・エス（2009）
4. ゾウの時間　ネズミの時間、本川達雄著、中公新書（1992）
5. スケーリング：動物設計論、シュミットニールセン著、コロナ社（1995）
6. 体内時計の謎に迫る、大塚邦明著、技術評論社（2012）
7. 時間生物学、海老原・吉村編、化学同人（2012）
8. 医歯系の物理学・第 2 版、赤野他著、東京教学社（2015）

■ **第 2 章**

1. 高等学校・物理Ⅰ、国友他 9 名著、数研出版（2012）
2. 高等学校・改訂生物Ⅰ、田中他 22 名著、第一学習社（2007）
3. 人体機能生理学・改訂第 4 版、杉晴夫編、南江堂（2003）
4. 看護学生のための物理学・第 5 版、佐藤和良著、医学書院（2014）
5. 翻訳・人体物理学、ハーマン著、エヌ・ティー・エス（2009）
6. 筋骨格系のキネシオロジー・原著第 2 版、ノイマン著、医歯薬出版（2012）
7. 運動療法学総論・第 3 版（標準理学療法学）、吉尾雅春編、医学書院（2010）
8. 医歯系の物理学・第 2 版、赤野他著、東京教学社（2015）
9. H. Yamada, Strength of Biological Materials, Williams & Wilkins Baltimore（1970）
10. J. R. Cameron et al., Physics of the Body, Second Edition, Medical Physics Publishing（1999）

■ **第 3 章**

1. 高等学校・物理Ⅰ、国友他 9 名著、数研出版（2012）
2. 高等学校・改訂生物Ⅰ、田中他 22 名著、第一学習社（2007）
3. ダイナミックワイド図説生物・改訂 2 版、石川他編、東京書籍（2005）
4. 現代の生理学・改訂第 2 版、古川・本田編、金原出版（1987）
5. 人体機能生理学・改訂第 4 版、杉晴夫編、南江堂（2003）
6. 翻訳・人体物理学、ハーマン著、エヌ・ティー・エス（2009）
7. 筋骨格系のキネシオロジー・原著第 2 版、ノイマン著、医歯薬出版（2012）
8. バイオメカニクス、金子・福永編、杏林書院（2004）
9. バイオメカニクスと動作分析の原理、グリフィス著、ナップ（2008）
10. オリンピックに勝つ物理学（ブルーバックス）、望月修著、講談社（2012）
11. 生物学と医学のための物理学・原著第 4 版、ダヴィドヴィッツ著、共立出版（2015）
12. 医歯系の物理学・第 2 版、赤野他著、東京教学社（2015）
13. R. M. Alexander, The Human Machine, Columbia University Press（1992）

■ **第 4 章**

1. 高等学校・物理Ⅰ、国友他 9 名著、数研出版（2012）
2. 高等学校・改訂生物Ⅰ、田中他 22 名著、第一学習社（2007）
3. 温熱生理学、中山昭雄編、理工学社（1981）
4. からだと温度の事典、彼末一之監修、朝倉書店（2010）
5. 翻訳・人体物理学、ハーマン著、エヌ・ティー・エス（2009）
6. やさしい運動生理学、杉晴夫編、南江堂（2006）
7. 新しい衣服衛生・改訂第 2 版、中橋・吉田編、南江堂（1997）
8. ストライヤー生化学・改訂 3 版、ストライヤー著、バイオメディクス（1991）
9. 第五次改定・日本人の栄養所要量、厚生省保健医療局健康増進栄養課監修、第一出版（1994）
10. ISO 9920, Ergonomics of the thermal environment—Estimation of thermal insulation and water vapour resistance of a clothing ensemble: Second edition, 2007（E）

■ **第 5 章**

1. 高等学校・物理Ⅰ、国友他 9 名著、数研出版（2012）
2. 高等学校・改訂生物Ⅰ、田中他 22 名著、第一学習社（2007）
3. ダイナミックワイド図説生物・改訂 2 版、石川他編、東京書籍（2005）
4. 現代の生理学・改訂第 2 版、古川・本田編、金原出版（1987）
5. 人体機能生理学・改訂第 4 版、杉晴夫編、南江堂（2003）
6. 翻訳・人体物理学、ハーマン著、エヌ・ティー・エス（2009）

7. 医歯系の物理学、赤野他著、東京教学社（1987）
8. 実践！呼吸機能検査、中村他著、真興公益医書出版部（2005）
9. 人工呼吸療法・改訂第 4 版、沼田・安本編、秀潤社（2007）
10. 臨床輸液の知識と実践、河野克彬著、金芳堂（2005）

■ 第 6 章
1. 高等学校・物理 I、国友他 9 名著、数研出版（2012）
2. 高等学校・改訂生物 I、田中他 22 名著、第一学習社（2007）
3. 耳は何のためにあるか、山田他著、風人社（1989）
4. 言語聴覚学の解剖生理、ゼムリン著、医歯薬出版（2007）
5. 聴覚検査の実際・改訂 4 版、日本聴覚医学会編、南山堂（2017）
6. 翻訳・人体物理学、ハーマン著、エヌ・ティー・エス（2009）
7. 音のなんでも小事典（ブルーバックス）、日本音響学会編、講談社（1996）

■ 第 7 章
1. 高等学校・物理 I、国友他 9 名著、数研出版（2012）
2. 高等学校・改訂生物 I、田中他 22 名著、第一学習社（2007）
3. 眼光学の基礎、西信元嗣編、金原出版（1990）
4. 翻訳・人体物理学、ハーマン著、エヌ・ティー・エス（2009）
5. 屈折異常と眼鏡矯正（専門医のための眼科診療クオリファイ 1）、大鹿哲郎編、中山書店（2010）
6. 視覚 I（感覚・知覚の科学 1）、篠森敬三編、朝倉書店（2007）
7. ファインマン物理学・光・熱・波動、ファインマン著、岩波書店（1968）
8. 医用工学・第 2 版（医用放射線科学講座 12）、岡部・春名・東福寺編、医歯薬出版（2006）
9. 色覚と色覚異常・改訂第 2 版、太田・清水著、金原出版（1992）

■ 第 8 章
1. 高等学校・物理 I、国友他 9 名著、数研出版（2012）
2. 高等学校・改訂生物 I、田中他 22 名著、第一学習社（2007）
3. ダイナミックワイド図説生物・改訂 2 版、石川他編、東京書籍（2005）
4. 現代の生理学・改訂第 2 版、古川・本田編、金原出版（1987）
5. 人体機能生理学・改訂第 4 版、杉晴夫編、南江堂（2003）
6. 翻訳・人体物理学、ハーマン著、エヌ・ティー・エス（2009）
7. 心電図を学ぶ人のために・第 4 版、髙階經和、医学書院（2005）
8. 医用物理学（医用放射線科学講座 6）、飯沼・稲邑・藤原編、医歯薬出版（1998）

■ 第 9 章
1. 診療画像機器学（新医用放射線科学講座）、岡部・小倉編、医歯薬出版（2008）
2. 新訂・放射線基礎医学、尾内能夫・坂本澄彦著、日本出版サービス（2007）
3. 放射線医学物理学・第 3 版増補、西臺武弘著、文光堂（2011）
4. OCT 眼底診断学・第 3 版、岸章治編、エルゼビア・ジャパン（2014）
5. 医用工学・第 2 版（医用放射線科学講座）、岡部・春名・東福寺編、医歯薬出版（2006）
6. よくわかる電子顕微鏡技術、医学・生物学電子顕微鏡技術研究会編、朝倉書店（1992）

■ 第 10 章
1. 診療画像機器学（新医用放射線科学講座）、岡部・小倉編、医歯薬出版（2008）
2. 新訂・放射線基礎医学、尾内能夫・坂本澄彦著、日本出版サービス（2007）
3. 放射線医学物理学・第 3 版増補、西臺武弘著、文光堂（2011）
4. 放射線治療物理学・第 3 版、西臺武弘著、文光堂（2011）
5. 国際放射線防護委員会の 1990 年勧告、日本アイソトープ協会編、丸善（1991）
6. 国際放射線防護委員会の 2007 年勧告、日本アイソトープ協会編、丸善（2009）
7. 改版・虎の巻・低線量放射線と健康影響、放射線医学総合研究所編、医療科学社（2012）
8. 放射線生物学、日本放射線技術学会、オーム社（2002）
9. 放射線治療学・改訂 5 版、井上・小川・小泉編、南山堂（2014）

■ 付 表
1. 単位の辞典、二村隆夫監修、丸善（2002）
2. The NIST Reference on Constants, Units, and Uncertainty, http://physics.nist.gov/cuu/Constants/index.html

索 引

■ 数字・欧字

180°パルス	152
90°パルス	152
AED（→自動体外式除細動器）	130
ATP	57
BMI	2
CT値	145
EC（→電子捕獲）	146
EIT	131
ICRP（→国際放射線防護委員会）	163
IMRT（→強度変調放射線治療）	173
IT（→異性体転移）	146
LET（→線エネルギー付与）	163
LNT仮説（→しきい値なし直線仮説）	169
METs	60
MR（→磁気共鳴）	150
MRI	149
OCT	153
PET	147
RI（→放射性同位元素）	146, 158
SI基本単位	5
SPECT	147
SRT（→定位放射線治療）	173
T_1（→縦緩和時間）	151
T_2（→横緩和時間）	151
UV（→紫外線）	167
X線	159
X線CT	144
X線撮影	144
α線	158
α崩壊	145
β線	158
β崩壊	145
β^+線	158
β^+崩壊	146
γ線	146, 159

■ あ 行

圧縮応力	23
圧力	67
アルキメデスの原理	68
安静時代謝量	3, 59
イオン平衡電位	125
異性体転移	146
位相	84
位相差	120
位置	27
位置エネルギー	33
糸の張力	31
医療被ばく	166
色温度	114
色の3原色	112
インピーダンス	120
ウィーンの変位則	50, 100, 154
ウェーバー−フェヒナーの法則	89, 111
うなり	84
運動エネルギー	33

運動方程式	28
運動量	32
運動量保存則	32
エネルギー代謝率	59
エネルギー代謝量	53
エネルギー保存則	34
遠視	109
遠心力	15
エンタルピー	47
エントロピー	51
応力	22
凹レンズ	103
オージオメータ	92
オートレフラクトメータ	108
オームの法則	9, 118
音の強さレベル	89
音圧	83
音圧レベル	89
音階	93
音響特性インピーダンス	141
音速	82, 137
音波	82

■ か 行

外耳	87
概日リズム	4
回折	137
外部照射	172
外部被ばく	170
ガウスの法則	122
化学平衡	52
核医学検査	146
角運動量	32
角運動量保存則	33
拡散	51
角周波数	120
核スピン	149
角速度	30
確定的影響	169
確率的影響	169
重ね合わせの原理	84
可視光線	99
加速電圧	143
加速度	27
可聴帯域	89
活動電位	125
換気量	76
干渉	84
慣性	28
慣性抵抗力	28
慣性の法則	12
慣性モーメント	33
慣性力	15
間接作用	168
関節の可動域	24
関節の自由度	23
完全弾性衝突	32
桿体	110

感電	133	散乱	137
基礎代謝量	53, 58	紫外線	100, 167
輝度	111	しきい値なし直線仮説	169
気道抵抗	77	色覚異常	114
基本振動	85	色覚検査	114
吸収線量	163	磁気共鳴	150
胸腔ドレナージ	80	磁気双極子	122
強度変調放射線治療	173	磁気モーメント	149
胸膜腔内圧	76	磁気力（→磁力）	122
共鳴現象	85	死腔量	76
近視	109	仕事	33
偶力	14	支持基底面	20
クーロンの法則	121	自然放射線	166
屈折検査	108	磁束密度	123
屈折の法則	103, 136	実効線量	164
屈折率	103	実効値	120
グリコーゲン	58	実効半減期	161
グルストランドの略式模型眼	106	質点モデル	6
血圧	73	質量エネルギー	158
血圧計	74	質量欠損	158
結像公式	103	質量減衰係数	143
原子質量単位	157	質量数	157
原子番号	157	時定数	119, 161
減衰	10	支点	17
減衰係数	162	自動体外式除細動器	130
光学顕微鏡	115	磁場	122
高血圧	75	脂肪	58
向心力	30	自由エネルギー	52
光線の収束度	105	周期	30
光束	111	収差	105
光速	99	重心	13
剛体	12	重心運動	34
剛体モデル	7	自由端	86
高調波	85	終端速度	29
光電効果	138	周波数	89, 120
光度	111	重粒子線	159
興奮	125	重力	11
交流	120	重力加速度	28
抗力係数	29	小線源治療	175
呼吸	76	焦点	103
呼吸機能検査	77	焦点距離	103
国際放射線防護委員会	163	照度	111
黒体	50	蒸発熱	52
固定端	85	初期位置	28
コヒーレンス	153	初期速度	28
固有振動数	84	視力	107
コンデンサー	119	磁力	122
		視力検査	107
		神経細胞（→ニューロン）	123

■ さ 行

サーモグラフィー	55, 154	人工喉頭	95
サイクロトロン	148	人工呼吸器	79
最大筋力	24	進行波	84
最大酸素摂取量	61	人工放射線	166
作用点	17	心臓	73
作用・反作用の法則	12	シンチレーションカメラ	147
三角関数	31	シンチレーション検出器	146, 165
残気量	76	心電図	128
酸素飽和度	78	心拍出量	73
		水圧（→静水圧）	69

錐体	110
垂直抗力	12
ステファン - ボルツマンの法則	50, 154
スネルの法則	103, 136
スパイロメータ	77
スピンエコー法	152
スペクトル	86, 101, 140
スペクトログラム	96
静止電位	125
静止摩擦係数	14
静水圧	67, 69
声帯	94
生体インピーダンス	131
静電気	133
静電気力	8, 121
声道	94
赤外線	100, 152
積分	9
絶対圧	67
絶対温度	48
線エネルギー付与	163
線減衰係数	144
線スペクトル	101
線量限度	171
双極誘導	128
相対圧	67
相対運動	34
層流	28, 71
速度	27
組織加重係数	164
塑性	22

■ た 行

体温	53
体温計	54
体温測定	54
大気圧	67
体脂肪計	130
対流	49
縦緩和	151
縦緩和時間	151
縦波	82
単極誘導	128
単振動	10, 31
弾性	22
力の合成と分解	11
力のつり合い	8, 12
力のモーメント	13
力のモーメントのつり合い	8, 13
中耳	88
超音波	89
超音波エコー	141
聴細胞	88
聴診器	97
調節力	107
聴力検査	92
聴力レベル	92
直接作用	168

直流	120
貯熱量	53
定位放射線治療	173
低血圧	75
抵抗率	119
抵抗力を考慮したモデル	7
定常波	84
てこの原理	17
電圧	118
電位差	118
電荷	118
電気双極子	121
電気抵抗	118
電気二重層	128
電気容量	119
電気力線	121
電子顕微鏡	155
電子波	139, 155
電磁波	99, 137
電子捕獲	146
点滴静脈注射	79
電場	121
電離作用	159
電流	118
等価線量	163
等加速度運動	28
透過力	159
透磁率	123
等速円運動	30
等速度運動	28
動摩擦係数	14
等ラウドネス曲線	90
ドップラー効果	139
凸レンズ	103
ドルトンの分圧の法則	78
トレーサー	146

■ な 行

内耳	88
内部被ばく	170
波の関係式	83, 136
難聴	92
二色検査	109
ニュートン流体	72
ニューロン	123
熱	46
熱化学方程式	47
熱産生量	53
熱抵抗	49
熱伝達係数	49
熱伝導	49
熱伝導率	49
熱平衡状態	48
熱放射	50, 100, 154
熱力学第 1 法則	47
熱力学第 2 法則	51
ネルンストの式	125
年周リズム	4

粘性抵抗力	28
脳波計	131

■ は 行

肺活量	77
肺のコンプライアンス	77
拍動音	75
パスカルの原理	67
パルスオキシメータ	116
半価層	143
半減期	146, 161
反射の法則	102, 136
半数致死線量	169
反応熱	47
反発係数	32
光の3原色	112
光パワー	111
光ファイバー	116
比視感度曲線	111
比重	43
ひずみ	22
非弾性衝突	32
引っ張り応力	23
飛程	162
比熱	48
微分	9
標準体重	60
表色系	113
フーリエ級数	86
フーリエの法則	49
フーリエ変換	140
フォルマント	95
復元力	31
フックの法則	22, 31
物理量	5
ブラッグ曲線	162
プランク定数	100
振り子	31
プルキンエ現象	111
フレミングの左手の法則	123
分極	121
分子運動	48
平均寿命	161
平均身長	1
平均体重	1
平均律	93
ペースメーカー	130
ヘモグロビン	78
ベルゴニー−トリボンドーの法則	169
ベルヌーイの定理	71
偏光	112
ヘンリーの法則	78
ポアズイユの法則	9, 72
ホイヘンスの原理	102
方向認識	91
放射性同位元素	146, 158
放射線	157
放射線加重係数	164

放射線のエネルギー	163
放射能	161, 163
補聴器	97

■ ま 行

膜電位	124
膜電流	125
マグヌス効果	43
摩擦力	14
マンシェット	74
右ねじの法則	122
無酸素運動	61
無髄神経線維	124
明視の距離	107

■ や 行

ヤング率	22
融解熱	52
有効数字	5
有効着衣熱抵抗	64
有酸素運動	61
有髄神経線維	124
誘電率	121
誘導雑音	120
陽子線	159
横緩和	151
横緩和時間	151
横波	82
預託実効線量	171

■ ら 行

ラーモア周波数	150
乱視検査	109
ランベルトの法則	143
乱流	28, 71
力学的エネルギー	34
力積	32
力点	17
リニアック	173
粒子線治療	173
流量	70
レイノルズ数	28, 71
レーザー	117
レンズの屈折力	105
レンズの式 （→結像公式）	103
連続スペクトル	101
連続の式	70
老視	109
ローレンツ力	123

著者紹介

木下順二 博士（学術）
きのしたじゅんじ

　1955年生まれ。東京女子医科大学医学部准教授。東京女子医科大学助手、同大学講師を経て、現職。専門は量子エレクトロニクス、物理教育。

　　　　NDC490　　　191p　　　26 cm

医療系のための物理学入門
いりょうけい　　　　　　　ぶつりがくにゅうもん

　　　　2017年10月20日　　第1刷発行
　　　　2020年 7 月22日　　第4刷発行

著　者　木下順二
　　　　きのしたじゅんじ

発行者　渡瀬昌彦

発行所　株式会社　講談社
　　　　〒112-8001　東京都文京区音羽 2-12-21
　　　　　　　販売　(03)5395-4415
　　　　　　　業務　(03)5395-3615

編　集　株式会社　講談社サイエンティフィク
　　　　代表　矢吹俊吉
　　　　〒162-0825　東京都新宿区神楽坂 2-14　ノービィビル
　　　　　　　編集　(03)3235-3701

本文データ作成　美研プリンティング　株式会社
カバー・表紙印刷　豊国印刷　株式会社
本文印刷・製本　株式会社　講談社

　落丁本・乱丁本は購入書店名を明記のうえ、講談社業務宛にお送りください。送料小社負担にてお取替えします。なお、この本の内容についてのお問い合わせは、講談社サイエンティフィク宛にお願いいたします。定価はカバーに表示してあります。

© Junji Kinoshita, 2017

　本書のコピー、スキャン、デジタル化等の無断複製は著作権法上での例外を除き禁じられています。本書を代行業者等の第三者に依頼してスキャンやデジタル化することはたとえ個人や家庭内の利用でも著作権法違反です。

JCOPY　〈(社)出版者著作権管理機構　委託出版物〉

　複写される場合は、その都度事前に(社)出版者著作権管理機構（電話 03-5244-5088, FAX 03-5244-5089, e-mail: info@jcopy.or.jp）の許諾を得てください。

Printed in Japan

ISBN978-4-06-156325-4